现代著名老中医名著重刊丛书

第六辑

赵文魁医案选

整理　赵绍琴

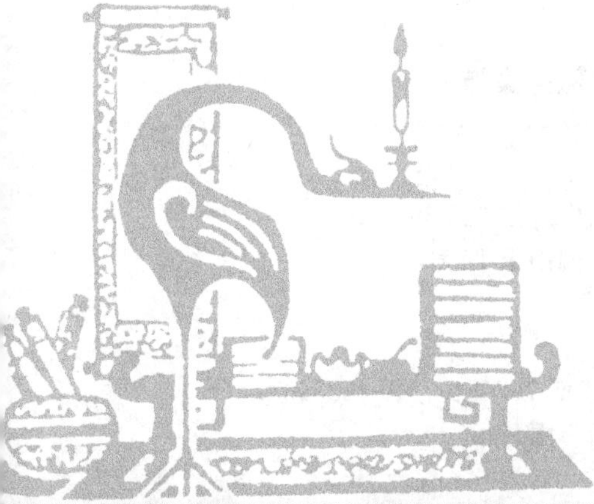

人民卫生出版社

图书在版编目（CIP）数据

赵文魁医案选/赵绍琴整理．—北京：人民卫生出版社，2010.9

ISBN 978-7-117-13095-0

Ⅰ．①赵…　Ⅱ．①赵…　Ⅲ．①医案—汇编—中国—清后期　Ⅳ．①R249.52

中国版本图书馆 CIP 数据核字（2010）第 119888 号

赵文魁医案选

整　　理：赵绍琴
出版发行：人民卫生出版社（中继线 010-59780011）
地　　址：北京市朝阳区潘家园南里 19 号
邮　　编：100021
E - mail：pmph @ pmph. com
购书热线：010-59787592　010-59787584　010-65264830
印　　刷：北京虎彩文化传播有限公司
经　　销：新华书店
开　　本：850×1168　1/32　**印张：**6.75
字　　数：132 千字
版　　次：2010 年 9 月第 1 版　2024 年 12 月第 1 版第 6 次印刷
标准书号：ISBN 978-7-117-13095-0/R・13096
定　　价：18.00 元

出版说明

自20世纪60年代开始，我社先后组织出版了一批著名老中医经验整理著作，包括医论医话等。半个世纪过去了，这批著作对我国现代中医学术的发展产生了积极的推动作用，整理出版著名老中医经验的重大意义正在日益彰显，这些著名老中医在我国近现代中医发展史上占有重要地位。他们当中的代表如秦伯未、施今墨、蒲辅周等著名医家，既熟通旧学，又勤修新知；既提倡继承传统中医，又不排斥西医诊疗技术的应用，在中医学发展过程中起到了承前启后的作用。这批著作多成于他们的垂暮之年，有的甚至撰写于病榻之前，无论是亲自撰述，还是口传身授，或是其弟子整理，都集中反映了他们毕生所学和临床经验之精华，诸位名老中医不吝秘术，广求传播，所秉承的正是力求为民除瘼的一片赤诚之心。诸位先贤治学严谨，厚积薄发，所述医案，辨证明晰，治必效验，不仅具有很强的临床实用性，其中也不乏具有创造性的建树；医话著作则娓娓道来，深入浅出，是学习中医的难得佳作，为近世不可多得的传世之作。

由于原版书出版的时间已久，已很难见到，部分著作甚至已成为学习中医者的收藏珍品，为促进中医临床和中医学术水平的提高，我社决定将一批名医名著编为《现代著名老中医名著重刊丛书》分辑出版，以飨读者。

第一辑收录 13 种名著：

《中医临证备要》　　《施今墨临床经验集》
《蒲辅周医案》　　《蒲辅周医疗经验》
《岳美中论医集》　　《岳美中医案集》
《郭士魁临床经验选集——杂病证治》
《钱伯煊妇科医案》　　《朱小南妇科经验选》
《赵心波儿科临床经验选编》《赵锡武医疗经验》
《朱仁康临床经验集——皮肤外科》
《张赞臣临床经验选编》

第二辑收录 14 种名著：

《中医入门》　　《章太炎医论》
《冉雪峰医案》　　《菊人医话》
《赵炳南临床经验集》　　《刘奉五妇科经验》
《关幼波临床经验选》　　《女科证治》
《从病例谈辨证论治》　　《读古医书随笔》
《金寿山医论选集》　　《刘寿山正骨经验》
《韦文贵眼科临床经验选》
《陆瘦燕针灸论著医案选》

第三辑收录 20 种名著：

《内经类证》　　《金子久专辑》

《清代名医医案精华》 《陈良夫专辑》
《清代名医医话精华》 《杨志一医论医案集》
《中医对几种急性传染病的辨证论治》
《赵绍琴临证400法》 《潘澄濂医论集》
《叶熙春专辑》 《范文甫专辑》
《临诊一得录》 《妇科知要》
《中医儿科临床浅解》 《伤寒挈要》
《金匮要略简释》 《金匮要略浅述》
《温病纵横》 《临证会要》
《针灸临床经验辑要》

第四辑收录6种名著：

《辨证论治研究七讲》
《中医学基本理论通俗讲话》
《黄帝内经素问运气七篇讲解》
《温病条辨讲解》
《医学三字经浅说》 《医学承启集》

第五辑收录19种名著：

《现代医案选》 《泊庐医案》
《上海名医医案选粹》 《治验回忆录》
《内科纲要》 《六因条辨》
《马培之外科医案》 《中医外科证治经验》
《金厚如儿科临床经验集》 《小儿诊法要义》
《妇科心得》 《妇科经验良方》
《沈绍九医话》 《著园医话》
《医学特见记》 《验方类编》
《应用验方》 《中国针灸学》

《金针秘传》

第六辑收录 11 种名著：

《温病浅谈》 《杂病原旨》

《孟河马培之医案论精要》 《东垣学说论文集》

《中医临床常用对药配伍》 《潜厂医话》

《中医膏方经验选》 《医中百误歌浅说》

《中药炮制品古今演变评述》《赵文魁医案选》

《诸病源候论养生方导引法研究》

这批名著大多于 20 世纪 60 年代前后至 90 年代初在我社出版，自发行以来一直受到读者的广泛欢迎，其中多数品种的发行量达到数十万册，在中医界产生了很大的影响，在提高中医临床水平和促进中医事业发展方面起到了极大的推动作用。

为使读者能够原汁原味地阅读名老中医原著，我们在重刊时采取尽可能保持原书原貌的原则，主要修改了原著中疏漏的少量印制错误，规范了文字用法和体例层次，在版式上则按照现在读者的阅读习惯予以编排。此外，为不影响原书内容的准确性，避免因换算造成的人为错误，对部分以往的药名、病名、医学术语、计量单位、现已淘汰的临床检测项目与方法等，均未改动，保留了原貌。对于犀角、虎骨等现已禁止使用的药品，本次重刊也未予改动，希冀读者在临证时使用相应的代用品。

人民卫生出版社

2010 年 6 月

序

文翁老人为医林钜公，逊清末造，任职太医院院使，出入宫掖，深为慈禧太后、家兄溥仪及端康贵妃等所倚重，余始髫龀，即得识于禁垣，每有小恙，辄蒙施治，病去为响，宫府诸人，咸以杏林圣手目之。岁月骎寻，忽忽七十余载，老人墓木早拱，而余亦支离衰病，追忆昔时游处，不胜感慨系之。今友琴翁（文魁之号）哲嗣绍琴教授以老人手泽《赵文魁医案选》相示，索序于余。医为生民司命，所系实大，而老人脉案，尤为此道精华，今得付梓板行，岂非盛世之乐事斯民之福音乎！而绍琴弟不坠世绪，克绍箕裘，有功医道，亦可谓难能可贵者矣。

戊辰冬日溥杰于北京

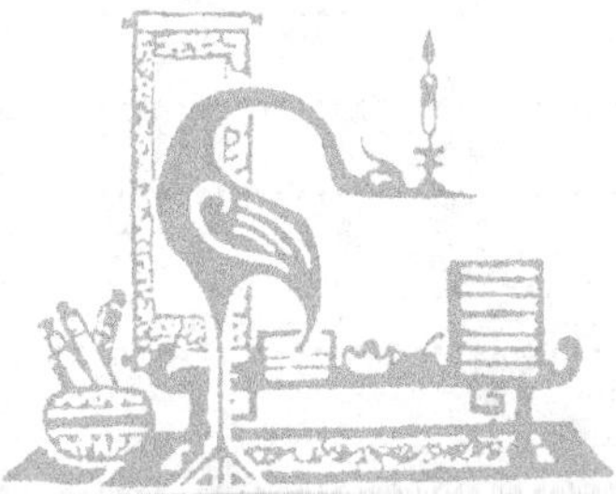

目录

先父赵文魁学术思想简介

先父赵文魁(1873—1933),字友琴,祖籍浙江绍兴,至先父时已居住北京九代矣,皆以医为业。从高祖父起即入太医院供职,先祖父赵永宽为光绪前期御医。先父为光绪后期御医,宣统初年升任太医院院使,后奉旨受赐头品花翎顶戴,总管太医院,兼管御药房御药库事务。20 世纪 20 年代初北京中医学社成立,先父被推举为名誉社长。宣统出宫后,先父悬壶京都,堂号“鹤伴吾庐”,每日患者盈门,活人无算。

先父自幼聪敏好学,在先祖父指导下遍览诵医学典籍,焚膏继晷,三更不辍,凡《内经》、《伤寒论》、《金匮》、《本草经》、《脉学》、《温病条辨》、《医宗金鉴》等莫不背诵如流。光绪十六年,先祖父不幸病故,时先父刚满 17 岁,医学基础已相当坚实,遂入太医院医学馆学习,由于基础好,加之学习刻苦,所以历次例试名列前茅,故能脱颖而出,十余年间由肄业生,而恩粮,而医士,直到吏目。这期间,先父除了刻苦攻读、博览群书之外,还特别注意虚心向众御医前辈学习,常常侍诊左右,代为录方,先后从师十余名，特别是前院使庄守和、张仲元和前院判佟文斌，医术精湛，先父受益甚多。由于先父虚心好学，善于博采众家之长，因而学业大进，经验日富，至光绪末期某年春，那拉氏(慈禧)游东陵，病感冒发烧，当值御医朱元臣因故未能到班，先父即应召进诊，仅一付药就烧退病愈，慈禧大喜，遂破例提升先父为御医。按清制，由吏目晋升为御医，必须当御医有空额时才能选优递补，一般非年老阅历深广者，很难晋为御医。而先父擢为御医时年仅三十余。宣统继位后，又晋升先父为太医院院使，主持太医院事务，癸亥年，奉旨受赐头品花翎顶戴，总管太医院，兼管御药房御药库事务。考清二百余年间，各朝钦定太医院院使品级最高不过正四品，光绪年间，院使庄守和受赐二品花翎，已属殊恩，领头品花翎衔者唯先父一人而已。

宣统出宫后，先父悬壶京都，堂号“鹤伴吾庐”，家居北池子，除前清王公大臣和王府遗老遗少时常邀诊外，先父主要为一般市民诊病，每日患者盈门，如有重病不能前来者，先父即前往诊视。先父以治病救人为己任，不问贫富，一视同仁。先父尝自己配制成药，如玉枢丹、通关散、控涎丹、西瓜霜等，以备不时之需，并常常以之施送病人，分文不取。20 世纪 20 年代末到 30 年代初，北京燥热成疫，猩红热流行甚烈，先父日夜应诊，出入于病家之中，阐禁用辛温发表之理，主以重剂石膏辛凉清解，致使当时的卫生局发一禁令，凡治疗猩红热的处方中有麻、桂、羌、独等辛温发表药者，一律拒绝付药。这对于避免误治起了很大作用。先父本来体质甚佳，然日夜过劳，竟身染疫病，以致早逝。

先父一生笃嗜医书，收藏宋、元、明、清之原版医书甚多，日间应诊，夜来诵读，每逢三夏日丽，必将全部医书晾晒于庭院。先父原拟晚年著述，不幸因病早逝，卒未成书，仅留脉学手稿一部，名曰《文魁脉学》。现将其主要学术思想归纳简介如下。

一、临床强调四诊合参，尤重辨脉求本

先父熟谙经典，兼通诸家，临床上于疑难重症，每多灼见而能应手取效。其所以能够如此纯熟，不仅仅在于他能够灵活运用中医理论，也由于其在数十年的医疗生涯中特别重视四诊合参，强调脉、色、舌、症的诊查。他认为：治病必求其本。所谓求其本者，求其病机所在也。经云："谨察病机，勿失气宜"。治病不明病机，何以推其演变转归，何以立其治法方药，纵然投以名方奇药，也无异于无的放矢，而冀其中病获效也鲜矣。故治病不难而难于辨证，辨证确切，治则无失矣。诊断者，先诊而后断之，舍四诊无以为断病之依据。四诊者望、闻、问、切是也，总其所察，要在脉、舌、色、症，切其脉，察其舌，观其色，询其症，闻其气味，赅在其中。凡此脉、舌、色、症皆根于内而形诸于外者也，故为辨证之依据，施治之基础也。又经言"急则治其标，缓则治其本"。缓急者，言其病，故从脉症知之。标本者，言其机，故由辨证知之。凡治一病，其脉、舌、色、症缺一不可，四诊合参则辨证无失

矣。此先父之所谆谆教诲于吾者也。

先父临证强调四诊合参，必察脉、色、舌、症，而四诊之中，尤重脉诊，从诊脉以求病本是其所长。先父自光绪十六年入太医院，至宣统于 1924 年出宫，在宫中行医三十余年。身为御医，为皇上、皇后、妃嫔诊病，岂容抬头正视，更不得随意发问，只能凭诊脉断病，其立案每云：臣某请得皇上(或后、妃)，左脉如何，右脉如何，主何病症，为何病机，立何法则，处何方药。若稍有差池，后果便不堪设想。故为御医者，莫不精究脉诊。先父在宫中三十余年，先后跟随前太医院使庄守和、张仲元、佟文斌诸前辈侍诊，得其诊脉之妙，加之自己刻苦研求，于脉学最有心得。他认为：凡病皆根于内而形诸外，症或有假不可凭者，而脉必无假而诊知其本。俗云：大实若羸状，至虚有盛候，此皆言其症现假象。昔李士材诊韩茂远伤寒九日来，口不能言，目不能视，体不能动，四肢俱冷，众曰阴症，而趺阳脉大而有力，是知大实如羸也。故症有真假必求之于脉。如能于诊脉上痛下工夫，则临证诊治必能切中病机而无误诊误治之虞。

先父积平生之诊脉经验，撰有《脉学》手稿一册，生前未能付梓。近由方毅同志题名，溥杰先生作序，行已出版。其对脉学的主要观点，不同于一般认识之处，约之有如下几点。

1. 提出辨脉八纲

与一般脉学书中所说的纲领脉不同，纲领脉多是指几种主要脉象，以脉统脉，虽便于学习，却未能尽合病机。先父所提出的辨脉八纲是从病机上区分，把 27 脉分属于8种不同的病机类型，即：

表脉：浮。

里脉：沉、牢、伏。

寒脉：迟、结、缓、紧。

热脉：数、促、疾、动。

虚脉：微、弱、散、革、短。

实脉：实、长、滑。

气脉：洪、濡。

血脉：细、弦、涩、芤。

这里所说的表里指病位，反映出病邪的浅深，如浮脉主表，沉脉主里皆是；寒热指病性，数者多主热，迟者多主寒；虚实反映正邪的力量对比，一般说正虚为主的多表现为虚弱无力之脉象，邪实为主的多表现为实而有力的脉象；气血也指病位，无论外感杂病，都须分辨在气、在血，如弦细为阴血已伤，濡软为气分不足。这种诊脉八纲和病机紧密结合，无论对学习或应用，都十分有益。

2. 提出浮、中、按、沉四部诊法

先父论诊脉，每以浮、中、按、沉四部为是。其法源于扁鹊《八十一难经》的以菽权轻重法，而又有所不同。《难经》的菽法权轻重，是根据诊脉时用力大小的不同而分为5个层次，分别与肺、皮毛、心血脉、脾肌肉、肝筋、肾骨相联系。先父认为分为浮、中、按、沉四部最切实际。持脉轻手即得为浮部，主表病、卫分病、皮毛之疾；稍用力为中部，主半表半里偏于表者、温病中的气分证、杂病中的肌肉部位之疾；再加用力按之为按部，主半表半里偏于里者、营分证、血脉之病；重按为沉部，主里病、血分证、筋骨之病。可见，诊脉分浮、中、按、沉，正与温病中的卫、气、营、血及伤寒中的六经辨证相呼应，杂病也不例外，由浅入深，步步深入。一般来说，浮、中、按、沉四部各自具有相应的诊断意义，但浮、中部反映的往往是现象，而按、沉部所反映的才是疾病的本质。故先父生前常常教诲：凡诊脉，一定要分清浮中取之如何，按沉取之如何，如不相同，甚或相反，必加小心，合参脉证，再作定夺，切毋为假象所迷惑。如浮中濡软，重按弦滑而数，定是湿阻于外，痰热内郁，切不可因濡软之脉而纯用补气之法。

3. 强调诊察兼脉，分清主次

先父常说，临床常见的脉象虽然只有二十几种，但具体到某一个病所反映出来的脉象那就复杂多了，这是因为脉象是内在疾病的反映，而任何一种疾病都是受很多因素影响而形成的，内在的脏腑虚实、气血盈亏、七情六欲、气滞血瘀、痰饮食滞，外来的风寒暑湿燥火、非时之气、不速之邪，皆是致病之源，而反映到脉象上则滑脉为痰，数则热象，迟紧为寒，濡缓主湿，虽然皆有一定之规，但数邪相搏，兼而为病，反映在脉象上就复杂难辨。临床上常常是一病而现数脉，甚至六七种脉象相兼出现，若不细心体认，漏掉一个，就不能准确地把握其整个病机。先父鉴于临床诊脉辨脉之难，而于《文魁脉学》手稿中，重点阐述相兼脉象，共列举相兼脉象八百余条，条分缕析，各出病机、治法，尤其侧重轻取重按不同的主病意义，俾临床遇到不致迷误，其用心良苦之至也。

二、善治温热、疫疹，主张宣透达邪

20世纪初叶，北京地区温疫流行甚烈，经先父治愈者不计其数，因而先父在治疗温热病方面积累了丰富的经验，有其独到的见解。他认为：凡温热病，莫不由内热久郁，复感温邪，内外合邪，故为高热，甚则神昏。虽然高热如炙，切不可因之而专进寒凉，因寒则涩而不流，温则消而去之。过用寒凉，每致冰伏其邪，增重其郁，愈使热邪难出，而有逼邪入营血之虞。凡初起高热，邪在卫分者，必用疏卫之法，辛凉清宣，宣阳疏解，宣调肺气，以开腠理，使三焦通畅，营卫调和，自然微汗出而愈。若邪热里传，串在卫且半入气者，当以疏卫为主，略加清气之品，仍使邪由卫分宣散而出。若热全入气分，始可放手清气，但也须少加疏卫之品，以使邪有外出之机。邪热入营，当用透热转气之法，切勿纯用凉营清热之品，当视其兼邪之所在，食滞者消其食，痰结者化其痰，瘀阻者行其瘀，湿郁者化其湿，必使体内分毫无滞，气机畅达，则营热自可透出气分而解，此入营透热转气之法。血分证治，亦当仿此。故先父经常以此教诲门生弟子，邪在卫，必当清疏，表气闭遏，当先治表；热在气分始可清之，食滞蕴热，当以消导，湿阻气机，必须芳化；若纯属阴虚热生，始可以清滋为主，到营治营是其本法，但一定要先懂透热转气之理，入血再从血分治疗，次序井然，不可妄越。

民国初年至30年代初，京都痧疹猖獗，即猩红热，又名温疹、烂喉痹痧。每日来诊邀诊者数十人之多。先父莫不精心为之诊治而效甚佳。其时医界已知疫痧乃燥热之疫，辛温非其所宜，因而专用大剂甘寒清热之法，或纯用甘润增液，甚至有以攻泄而致误者。先父治法迥异一般，凡治疫疹，每先宣清疏解，次则清气凉营为主，少佐宣透之品以清热透邪，终以甘润滋养而收全功。他认为：治疹乃热邪于内，营热自内达外，故发则高热神昏，面色紫黯，皮肤痧疹为丹，咽喉红肿溃痛，舌红起刺，状如杨梅，一派热极郁伏之象，此时若单用宣发之品则热必增重，若纯用寒凉清泄则热邪郁而不开，也难以将伏热引导外出。故必须清宣并举，用僵蚕、蝉衣、浙贝母、苦杏仁，宣疏开其肺气，配合连翘、银花、竹叶，清热以透邪热外出，气分热盛加入石膏、知母，营分热炽当用生地、赤芍、玄参之属，或用鲜芦根、鲜石斛之甘寒清热生津之品，皆可随证加入。若是神识不清，秽浊蒙蔽，必用芳香逐秽，以开其闭，热闭心窍则用安宫牛黄。热伏血分，致温疹内闭不出者，必参以咸寒甘寒，破结化瘀以透疹，甘寒清滋以养阴。温疹后期，热势已衰，营阴大伤，必甘凉滋润，以善其后，恐其死灰复燃，或阴竭不复而遗后患。

观先父治温疹之法，妙在清泄之中佐以宣透，使邪热有外达之机，庶不致内郁为患。此仍属治营须透热转气之变法，以温疫乃营分伏热故也。温疹之治，尚且需参以宣透，况一般温病化热，更忌纯用寒凉。先父尝谓：火热当清，火郁当发。热郁于内，不得泄越，是故高热不退，若专用寒凉直折，必热郁更甚，其热更高，故当宣发疏解，此乃“火郁发之”之意。五十年来，吾遵先父治法以治温病高热，每收良效，愈觉“宣透”二字实乃温病治疗之关键，此是先父生前所谆谆教诲者也。

三、杂证重攻邪，治饮尤擅长

先父行医生涯，前半在清宫供职，后半出宫行医，前后医疗风格，大不相同。

先父的医术在宫中并不能完全发挥出来。因为在宫中所诊帝王后妃及王公大臣，平日生活奢侈，养尊处优，所患不过伤风感冒、伤食积热，甚则无病呻吟，以求调补而已。观先父宫中医案，立论平正，立法周全，组方轻灵严密，多是疏风清热，疏肝解郁，健脾开胃，宣肺化痰，乍看似属平淡，然方方煞费苦心，此皆宫中环境使然，不得已而为之也。至宣统出宫，先父悬壶京师，每日患者盈门，疑难重症甚多，先父方乃如鱼得水，尽展其技，一反宫中平妥之风，而用重剂、峻剂取效者多矣。

先父之治杂病，推崇宛丘张子和，认为病由邪生，治当攻邪已病，邪不去则病不愈而正不复，邪去正复。子和攻邪，率用汗、吐、下三法，先父则认为：凡化痰逐饮，活瘀散结，行气开郁，消食磨积，皆在攻邪之列。尤其擅长治疗痰饮证，凡顽痰固结，变生诸证，多以五隐君礞石滚痰丸治之。若水饮停蓄，悬饮胁疼，大腹水肿，脉证俱实者，常以控涎丹、十枣汤逐之。他认为：治饮之法有二，一则宗仲景“病痰饮者，当以温药和之”之旨，以苓桂术甘汤温化水饮，使阳气布则水饮不生，发汗利小便使水湿排除，此常法，人皆知之，痰饮初起或轻者则效；二则，果若水饮泛溢，充塞肌肤之间、空腔之内，非攻逐无以祛其饮，当用控涎丹、十枣汤之峻药攻逐。况水饮久蓄，多与热合，而成热饮，饮属有形，热乃无形，无形之热每与有形之饮搏结互阻而成热饮。热饮者，面色多是黑浊，形体多属瘦削，脉象弦数而按之有力，舌红苔黄腻，此虽为饮邪，却不可泥“当以温药和之”而投苓桂术甘，必以攻逐水饮为先，兼以泄热和肝。先父尝自制控涎丹，遇有热饮，免费施送，所愈病人甚多。

先父重视攻邪，也不忽视扶正。在治疗病家本虚标实或邪盛不虚之病时，往往采取攻补交替，或先攻后补，或先补后攻，邪实而正不虚甚者，两攻一补，正太虚而邪又实者三补一攻，要在组方配伍恰当，使补而不热，攻不伤正，君、臣、佐、使，各司其职，才能收到好的效果。反对那种集攻补于一方，似乎面面俱到，实则互相掣肘，难取预期效果。

四、重视立法组方

先父久在宫中任职，临证立案以立法严谨见长，此乃太医院之遗风也。观宫中医案，理法方药，丝丝入扣。先父临床立案，在四诊清、辨证确的基础上尤重立法，其法明确严密，与病机恰合，与处方呼应，可以说以法统方，其方虽未命名，或用古方加减，或目出机抒，皆与病机相符。故其效可期，也在必然之中。凡案，一病一法一方，一脉相承，读之令人豁然开朗。先父经验丰富，凡病皆有成法可依。若治疗风温上受，邪在肺卫，症见发热汗出，微恶风寒，咳逆咽疼，头痛口微渴，舌尖红脉浮数者，用辛凉清宣，苦甘泄热法，方用：

薄荷 3g（后下） 连翘 10g 银花 10g 淡豆豉 12g 竹叶 3g 苦桔梗 6g 生甘草 3g 鲜芦根 20g

此乃银翘散加减方，用治上焦风热初起最为切当。方与法合，其义自见。

又如，治疗暑热炽盛，内逼营血，身热夜甚，口干不渴，烦躁谵语，两目上视，项强肢搐，舌绛无苔，脉弦细小数，用育阴清营，凉肝息风方法。方用：

鲜生地 30g 沙参 20g 麦冬 10g 玄参 30g 连翘心 15g 银花 15g 嫩钩藤 15g（后下） 竹叶卷心 3g 丹皮 10g 羚羊角 0.3g（先煎兑入）（或羚羊角粉 1g 冲）

此为热伤营血，肝阴大亏，热动肝风之象。故立法育阴清营，凉肝息风，以增液、清宫、羚角钩藤三方加减组合成方，切中病机，恰合立法，分毫不爽也。

总之，先父博采众家，学验俱丰，师古而不泥古，在脉学、温病、杂病等多方面有独到见解。他认为：学习中医必须打好基础，从《内经》、《难经》、《伤寒》、《金匮》、《温病条辨》等经典著作学起，不仅要求熟读背诵，而且要能结合临床深刻体会。多临床，多实践，锻炼望、闻、问、切的功夫,重视继承前辈经验,老师指一点,自己悟一片,举一反三,触类旁通,勤学苦练,精思熟虑,方能更上一层楼。先父的这些教导,我时刻铭记在心,身体力行。此书之以为诸同道共勉。

清代太医院考

为了考掌故之学，典章文物，繁征博引，勒为成书，并参考太医院志，凡属与太医院相关者均录之以备察考。

一、职掌

清代太医院一依明朝体制，不分满汉，职掌皆同，其宗室一律任用。清初，太医院仿明朝在临床方面共分 11 科：大方脉、小方脉、伤寒科、妇人科、疮疡科、针灸科、眼科、口齿科、咽喉科、正骨科、痘疹科。嘉庆二年，把痘疹科并入小方脉，咽喉科与口齿科合并，共为九科制。后来又将正骨科划归上驷院，太医院不管正骨人员。

道光二年奉旨“以针刺火灸究非奉君之所宜，太医院针灸一科著永远停止”，从此以后针灸只能在民间施用，奉君则不可。

二、太医院官职与学位

太医院官职，有院使（即正院长）1名，院判（即副院长）2名（分左院判和右院判）。下有御医20人左右，负责宫中上层官员医疗事宜。再下有吏目20余人，负责一般人员医事。再下有医士20人，恩粮生20～30人，肄业生5～10人。

凡初进太医院之医生，仍取太医官保结。由首领官查明，粗知医书，通晓京语者，加结呈堂，面为考试，合格者准其入院，听候肄业，挨名传其到院肄业者曰肄业生。3年期满，经礼部考试取中者曰医士，不取者仍照常肄业，以待再考。

顺治九年始，凡肄业1年以上，且季考3次一等者，遇有粮生缺出，籤掣申明礼部充补。雍正八年，改粮生为恩粮生，从此凡遇医士缺出，由院籤掣申部充补，不再考取。

光绪三十四年奏准别立新医学馆，4年毕业后，分最优等学生、优等学生和中等学生3级。

三、太医院官品级

清初各官品级满汉有异，康熙九年改归划一。太医院院使为正五品，院判为正六品，御医为正八品，吏目从九品。

雍正七年奉旨御医定为正七品，六品冠带，并准其服用貂皮，挂数珠。宣统元年十二月钦奉谕旨，太医院院使定为四品，院判改为五品，御医改为六品，吏目改为七品或八品，医士为九品。

此外，医术高明，侍奉有功者，常蒙皇上殊恩，加衔加俸，不在此列，如康熙十七年十二月二十五日奉上谕，皇太子出痘痊愈后，医官甄国鼐因侍奉调理小心勤慎，备受奖赏，顺治年间，蒙赏内府珍物者甚众。康熙、雍正年间，以得赐御笔屏联为最荣，乾隆时医官吴谦历升列卿，擢任部堂。嘉庆、道光以后，由院使院判特加卿、贰卿衔者尤多。同治年间，院判李德立曾以三品京堂候补。光绪年间，院使庄守和以花翎二品并蒙予御书匾额。癸亥八月，院使赵文魁奉旨赏给花翎头品顶戴，总管太医院，兼管御药房御药库。

四、太医院办公情况

太医院为朝廷执事官，本无公务可言，然升迁、除授、考满、京察、告假、丁忧各项事务，以及关支俸银俸米、月银月米、津贴公费、奏销药价、祭祀三皇、各项考试等，均与各部院衙门文牍往来，参与办理。

太医院院使、院判、御医等皆分组按时请脉，御药房以烹制御药为主。凡属太医院御医请脉后开方，具本奏明同内臣监视。每一剂药备二服，合为一服，候熟分贮二器，御医先尝，内臣再尝，另一器进御。御药房、御药库药物由太医院出价采买，年终由各省药材折色中报销。根据各地生产之道地药材，按时奉上，由专人管理。

五、京外大臣保医

雍正元年上谕良医须得老成而经历多者，果有精通医理，疗疾有效者，著京外大臣保奏准其子弟一人随同来京，著大学士九卿议奏。遵旨议定令九卿各部院堂官暨直省将军、督抚、都统、副都统、提督、总兵各举灼知之年老医生，不拘有职无职，统由该地方官派员护送来京，由礼部太医院面为考试，即行引见入直供事。有职者加予封典，优给俸禄，无职者留院授职，此外，仍可带着其随行子弟。

六、考试制度

定制太医院肄业生由太医院堂官每年分四季考试，从《内经》、《难经》、《脉经》、《本草经》及各科重要方书中出题作论，分别等第，申明礼部注册，每隔 3 年由礼部堂官来院考试，取中者曰医士，不取者仍照常肄业，以待再考。

同治五年改设医学馆，并将四季考改为二季考，于仲春仲秋时考之。无论医士、恩粮生、肄业生，统由堂官（即院使）面试，出题多本《医宗金鉴》、《伤寒论》、《金匮要略》,有时也考《内经》、《难经》。

每到寅申年,太医院院使、院判,会同礼部堂官,除御医毋庸考试外,所有吏目以下各员生均一律会考,凡备卷、受卷均由收掌官批阅,由教习评定等第,由太医院堂官封送礼部复勘。到院拆封,咨行吏礼部注册。遇有应升缺出,咨行吏部查核,由院奏咨补用。凡考取一二等者,如无处分事故,按名挨次拟补;三等照旧供职,暂停升转;四等者罚停会考1次;不列等者革职留院效力,下届仍准入考。这是同治五年礼部会同太医院奏定的章程。

考试规章如下:

1. 考试出题务须明白显亮,不得割裂经文。批语亦宜从简质。

2. 试卷务照定式置众,不得长短不齐。卷面上印太医院字样,中填某班。即医士、医生各名目下粘浮签。接缝用教习厅印,卷面用堂印。考前由收掌官分正大光明四字填簿,照号填卷,折叠弥封,再用教习厅印。浮签楷书姓名,旁填坐号,仍钤教习厅印,半在卷半在签,用印毕将号簿固封。首领厅于需用卷外不得多备一卷。

3. 考试日,各员生黎明齐集,听候点名,照号入座。临点不到者扣除。

4. 入座后由稽察官逐号详查,其有籤坐不符者立即扶出。

5. 题纸也按正大光明分号粘悬明白,大书,使诸生一览无遗。不准离座抄题。

6. 出题后,限时由稽察官挨号盖戳。其尚未得句者，印盖卷面不录。

7. 统限日落交卷，不准继烛。

8. 交卷自行揭去浮籤。

9. 题目字句不得错落，誊真不得行草，涂抹不得至百字，不得越幅、曳白、油墨污染。

10. 教习阅卷只用句圈句点，不许浓圈密点，收掌均分呈堂批定。

七、请脉仪式

明代太医院，非擢任御医，如一般医士、吏目等，不得侍值内廷。清制则不然，凡属太医院官职，不分满汉，一律任用。如顺治初年供俸值宿于乾清宫东之御药房者。东药房（在紫禁城左腋）领班以御医为主，吏目、医士分班轮流值日，西药房（在紫禁城右腋）以院使、院判为领班，御医、御吏分别轮值。

宫廷中诊病，如给皇上、皇后、西太后（慈禧）等看病，皆谓之“请脉”。先父经常给皇上、皇后、西太后、端康皇贵妃请脉，为上层官员看病。

请脉与一般看病不同，提前二时通知，按时请脉。先向皇上、贵人请安，再两膝平跪，两手垂直，低首请脉（即诊脉），诊毕起立，倒行退出，回值班房开方录底，再送御药房配制。先取 2 付，同时煎成，分 2 份共 4 杯，御医先尝 1 杯，内官再尝 1 杯，然后进御（皇上、贵人等）。在清中叶时废除此例。

八、太医院衙署

太医院衙署原建于明永乐年间，与各部均建于前门内东南角。据《太医院志》记载，在阙东钦天监之南，西向路东，门有照壁，朱色，立额黑漆“太医院”三字，随门左右，环以群房，为门役住所。衙内左为土地祠，北向，右为听差处，南向。听差处东北隅有井一、元二、门三。左右旁门二，随门环以群房，北者为肖槽祠，南者为科房，有甬路直接二门。过宜门平台，台右置铁云牌。大堂5间，堂内恭悬圣祖仁皇帝御赐院判黄运诗，房内地板为乾隆时所特赐，大堂之左有南厅3间，西向，为御医办公之所。大厅之右有北厅3间，西向，为吏目办公之所。堂壁悬有纸屏8幅，每幅绘马8匹，共64匹马，为当时吏目陶起麟所绘。南廊房为医士厅、恩粮厅、效力厅，皆北向。北廊房为首领厅、教习厅，皆南向。北厅之北为藏书处。承接大堂之过厅为二堂，二堂后有三堂5间。

太医院堂官（院使）办公之所，名为纯庙，有御书匾额曰“诚慎堂”，堂前种竹数百竿。南有厨房、茶房各一，北有庙公所。诚慎堂之南为板库三堂，堂后西向栅门内即，“先医庙址”，北有垂花门三，曰“咸济门”，是先医庙正门。门之南为焚帛炉，东有打牲亭，亭后东北有井，北有正殿，立额曰“景惠殿”，殿内圣祖御书“永济群生”，殿前松柏高耸，皆数百年之物也。焚帛炉之后有药王庙，北向，殿宇3间，亦北向。药王庙供碧霞元君暨各圣母像，殿中立古铜人，即所谓之铜神者，再东为生药库，库中有库神堂、土地殿。道光以后，药库作废。光绪二十六年(庚子)八国联军打到北京，太医院全部划归俄国使馆，内部损毁。光绪二十七年临时在北池子大街大悲观音院办公。后又转至地安门东皇城根兵仗局东又建新署。

圣驾时驻三海，太医院于西苑门南建房1所，仅五六间，称外值房，医务人员值班住宿。

圆明园为皇上离宫，驻跸时，医官随侍入园。园之东南有太医院御赐公所，计东西2所，西为三皇殿，东为大堂，计房80余间，大堂内有当时院使李德宣题匾曰“春台尺五”。

避暑山庄为皇上行宫，早年皇上巡幸，医官随扈，由太医院筹款在行宫左近置民房数间办公。

九、先医庙和药王庙

先医庙神位次序仍以明代世宗之钦定者。景惠殿之中奉太昊伏羲氏，中之左炎帝神农氏，中之右黄帝轩辕氏，神牌之后仍有铸铜敷金之三皇像。以上皆南向。东庑有僦贷季、岐伯、伯高、鬼臾区、俞跗、少师、桐君、雷公、马师皇、伊尹、扁鹊、淳于意、张机。西庑有华佗、王叔和、皇甫谧、葛洪、巢元方、孙思邈、韦慈藏、王冰、钱乙、朱肱、李杲、刘完素、张元素、朱彦修。乾隆年间特命儒臣会同礼部更定先医庙昭穆次序，奏定以僦贷季、天师岐伯、伯高、少师、太乙雷公、伊尹、华佗、巢元方、皇甫谧、仓公淳于意、药王韦慈藏、钱乙、刘完素、李杲14人从祀于东庑，以鬼臾区、俞跗、少俞、桐君、马师皇、神应王扁鹊、张机、王叔和、抱朴子葛洪、真人孙思邈、启玄子王冰、朱肱、张元素、朱彦修14人从祀于西庑。

太医院所奉之药王，是宫笔三皇画像，色彩鲜艳，长约45cm，宽30cm，左右配以十大名医画像。东西药房、圆明园公所药房、颐和园公所药房、避暑山庄公所药房皆与此相同。乾清宫御药房、宁寿宫寿药房、寿康宫寿药房、寿安宫寿药房，每值朔望（初一、十五），医官皆焚香行礼。

十、铜神

太医院署，药王庙香案前立有范铜人，周身之穴位毕具，并注以楷字，分寸皆有，是针灸之模范、医学之仪型。铸于明代正统年间，一直供考试之用。光绪二十六年，八国联军侵占北京时，其为俄军所获。先医庙之铜铸三皇像，亦为俄军所得，和议后经御医陈守忠交涉，始将神像由俄之驻华营迎回，铜人则被俄军据为奇物，不肯交出。

宫廷外部脉案

1. 阴虚肝郁胁痛案

张右，45 岁。

素禀阴分不足，形体日渐削瘦，性情急躁，五心灼热，夜寐不宁，胸胁串痛，嗳噫时作，两手脉象弦细且急，舌红干裂。血虚阴伤，肝失涵养，木郁不能调达，虚热化火。疏调木郁，滋养阴分。

柴胡七分　苏梗二钱　郁金一钱　白芍三钱　半夏三钱　旋覆花二钱　生地黄四钱　生牡蛎三钱

〔按〕胁痛是以一侧或两侧胁肋疼痛为主要表现的病证，疼痛性质有胀痛、串痛、刺痛、隐痛等，疼痛部位有时延及胸胁或胁腹，是临床上比较多见的一种自觉症状。《灵枢·五邪》说："邪在肝，则两胁中痛"，指出了胁痛的发生主要是由肝脏病变所致。《医述》引《会心录》，在总结前人经验的基础上，指出："胁痛一证，不徒责在肝、胆，而他经亦累及之，有寒热虚实之不同，痰积瘀血之各异。"本案患者素禀阴分不足，形体削瘦，既有血虚阴伤之本，又有木郁不达，虚火内灼之标，故见性情急躁、五心灼热、夜寐不安等阴虚火旺之证。肝郁不舒，气失疏泄，则胸胁串痛，嗳噫时作。弦脉主郁，细为阴伤，郁而化火则脉象弦细且急。舌红干裂为血虚阴伤之象。治宜疏调木郁，畅达气机，滋养阴分，以复本元。

柴胡性味辛苦微寒，为疏肝解郁之要药，能调达肝气而疏调肝郁气滞，可治胸胁胀痛之症。白芍酸苦微寒，养血敛阴，柔肝止痛，与柴胡相配，一散一收，调畅肝郁。郁金本为活血化瘀之品，功善活血止痛，又能行气解郁，乃血中之气药，故肝气郁滞日久，血瘀内阻所致的胸腹胁肋胀痛每多选用之，更与白芍相配，加强解郁止痛之力。苏梗能宽胸利膈，降逆止呕，用于胸腹气滞、胁腹胀痛等症，助柴胡疏达气郁，调理气机。旋覆花消痰行水，降气止呕，配苏梗、半夏，止嗳逆呕恶，旋覆花又善理气止痛，如与新绛、葱白相配成旋覆花汤，治瘀血停着之胁痛不止，本案用旋覆花既可配苏、夏止呕，又可配白芍、郁金以治胁痛。生牡蛎消痰散结，重镇启开幽门之闭。生地黄滋阴养血，配白芍增强补血之功。本方用药精炼，配伍严谨。为了更加明确其配伍关系，特总结如下。

第一组药：疏肝解郁止痛。其中柴胡配白芍，疏肝解郁；白芍配郁金，理气活血，解郁止痛；白芍、郁金配旋覆花，理气血，止胁痛；柴胡配苏梗，加强柴胡疏解肝郁之力；柴胡、苏梗、白芍、郁金、旋覆花相配，相互协同，疏肝解郁，理气活血，止胸胁痛。

第二组药：顺气降逆止呕。其中苏梗配半夏，降气止呕；苏梗、半夏配生牡蛎，理气降逆，重镇开关止噫；苏梗、半夏、生牡蛎与旋覆花相配，升降浮沉，顺脾胃之性，调中州之枢而呕恶自止。

第三组药：用生地黄与白芍相配，滋阴养血，兼护其本，药味虽少，但不能缺，可谓面面俱到矣。

2. 湿郁痞满案

苏右，40 岁。

湿郁胸中，肺气失宣，自觉痞满，故右脉濡滑，左脉弦细，此木郁脾胃受克，宣郁化湿，调养肝胃。

半夏三钱　苏梗二钱　茯苓四钱　木香一钱半　砂仁壳五分　鸡内金三钱

〔按〕肺的生理功能概括起来讲，可以说有宣、降两个方面。所谓宣，是指宣发，即宣布、发散。肺主宣发主要体现在以下两个方面：一是由于肺气的推动，气血津液始能布散全身，以温润肌腠皮毛、五官九窍；二是指肺气通鼻窍、玄府等完成气体交换。降，是指肃降，即清肃下行之义。肺居胸中，为身之华盖，其气以下降为顺，肺主肃降，使人体气血津液精微物质向下向内运行。肺的宣降作用是相对而言的，二者常常是互相配合，完成人体气血津液的代谢。如在水液代谢方面，肺的宣降就起着重要作用。肺气宣发，不但可将饮食精微宣发于全身，并能司汗液的排泄；肺气肃降，可使多余的水液下输于肾与膀胱，从而保持水液代谢正常运行。从本案的病理情况看，肺失宣降，气聚生湿，湿郁气中，则胸闷痞满。另外，肺主一身之气，调节着全身各脏腑组织的活动，肺气郁闭，湿聚胸中，气机阻塞不畅，而影响肝之疏泄，脾之运化，导致木郁不舒，横克脾土，故见右脉濡滑，此为湿郁阻肺，左脉弦细，此为木郁不达，土反受克之象。故以宣郁化湿为主，兼调肝胃。

苏梗性味辛而微温，能行气宽中，《金匮要略·痰饮咳嗽》提出："病痰饮者，当以温药和之。"故大凡水饮湿聚之病，当用温化之品，以行之散之。苏梗性温，宣降肺气，使停聚之水湿得行。用半夏燥湿化痰，入肺、脾、胃经。古云："脾为生痰之源，肺为贮痰之器。"半夏具有温燥之性，用于脾不化湿，痰涎壅盛，上逆于肺，凝聚不散之证。苏梗与半夏相配降气化痰湿。茯苓甘平，利水渗湿，药性平和，利水而不伤正，助脾运化水湿，使肺清肃下行。木香行气调中，运行脾胃气滞。砂仁化湿行气，用于湿阻中焦脾胃气滞，并能辛散温通，为醒脾和胃之要药。脾胃气运，肺气自得宣降，故用木香配砂仁开通气机。用鸡内金化滞调气，以助水湿消散。细看上述方药有半夏厚朴汤之义，只是用木香、砂仁取代厚朴，并加鸡内金以化积滞，实为脾肺并治，调肝亦寓在其中矣。

3. 气郁停饮胸胁满胀案

陆右，30岁。

恼怒之后，胸胁满胀，水饮不化，肝逆犯胃，脉象沉小且滑，大便通而不畅。和肝降胃，行气化湿。

法半夏二钱半　青陈皮各二钱　杏仁三钱　黄芩三钱　白芍三钱　干姜一钱　茯苓三钱　砂仁五分研冲

〔按〕水饮入胃，经脾的吸收，将水液中的精气，首先向上输送于肺，在肺的作用下，将其中清纯的部分，散于全身而濡养各脏腑组织器官，其余的部分，一经肺的宣发作用输布于皮毛而为汗，一经肺的肃降作用，下达于肾和膀胱，成为尿液排出体外，这就是水液代谢的基本过程。由此可见，在这一过程中，脾胃起着转输的作用。《素问·经脉别论》说："饮入于胃，游溢精气，上输于脾，脾气散精，上归于肺，通调水道，下输膀胱，水精四布，五经并行。"从本病案看，由于脾胃转输不利，水饮不化，停蓄于中，再加上恼怒之后，肝气郁结，横克脾土，脾胃受克，运化更加无力，故胸胁满胀，乃气郁饮停所致。脉象沉小且滑，沉脉主里，湿饮阻滞脉道则脉小，滑脉主司痰饮内蓄。水饮内停脾胃肠间，气郁不舒，则大便通而不畅。总之，为肝失条达，水饮内蓄脾胃。故以和肝降胃、行气化湿为治。

药用半夏、陈皮、茯苓相合而成二陈汤方义，是治疗湿痰的一张主方，无论是痰涎吐咯上出的有形之痰，或水湿凝聚胸膈，留于肠胃，致痞满壅塞、头眩心悸等症的无形之饮，只要是属湿痰停蓄，常以本方化裁。半夏燥湿化痰，和胃健脾；陈皮善理肺脾之气，行气润燥，调中消痰。再以茯苓甘淡渗湿，脾胃调，水湿运，湿痰自消。本方在临床上，还可随症加减，正如前人所说："二陈汤为治痰之总剂，寒痰佐以干姜、附子；热痰佐以黄芩、瓜蒌……"在本病案用药中，就加入干姜、砂仁各一钱，用以温散化饮。而加入黄芩清化湿热之品，这是根据脉象沉取见有滑象，为湿饮内郁，恐其渐趋化热，并且半夏与黄芩相配，辛开苦降，燥化湿邪，确得古人治痰饮之妙。再用杏仁开宣肺气，肺气宣发，水液散布，肺气肃降，水液下行，故痰饮易化。用青、陈皮及白芍，疏肝理气，调和肝胃，气道畅达，水道通行，饮邪不生，诸症必愈。

4. 木郁克土嗳噫案

吴右，48岁。

情志不遂，饮食不调，嗳噫时作，脘腹胀闷，脉象弦滑，右关独盛，舌苔根黄且厚。此是木郁克胃受其制。疏调气机，少佐化滞。

旋覆花二钱　苏梗叶各一钱半　青陈皮各二钱　大腹皮三钱　半夏三钱　枳壳二钱　栝蒌皮五钱　鸡内金三钱

〔按〕肝的生理功能主疏泄，即疏通、畅达宣泄之义。肝的疏泄功能正常，在情志方面，则心情舒畅。疏泄太过，即肝气呈亢奋状态，临床常称为“肝气逆”，表现为性情急躁易怒、失眠多梦、胸胁胀痛等。疏泄不及，即肝气呈抑郁状态，临床上常表现为“肝气郁结”，简称为肝郁，常表现为情志不遂，闷闷不乐，意志消沉。在消化方面，肝失疏泄，可影响脾胃之气的升降和胆汁的分泌、排泄，从而出现消化机能异常的病变，如嗳噫时作、脘腹胀闷。患者脉象弦滑，脉弦主郁，滑为痰食积滞，右关独盛，说明肝郁明显。舌苔根黄且厚，胃肠积滞郁热，是木郁胃受其制，脾胃失于运化和降，肠道积滞不化。故疏调气机以解肝郁，调和肠胃，少佐化滞。

药用旋覆花苦辛微温之品，消痰行水，降气止逆，调理肺脾之气而疏解肝郁。用苏梗宽胸利膈，顺气降浊，以其芳香轻灵，助肝气畅达疏泄，胃气和降。用半夏燥湿化痰，降逆止呕，配旋覆花、苏梗降气之力更强。青皮辛散温通，苦泄下行，疏肝破气，散结消滞，陈皮性较温和，偏入脾肺气分，二者相合有疏调肝脾之妙，一则横疏一则降逆。用枳壳行气消积，化痰除痞，用于痰浊气滞，胸脘痞满，配青陈皮行气消痰，以通痞塞。用大腹皮下气宽中，利水行痰，用于湿阻气滞，脘腹痞闷胀满；用栝蒌皮消化痰热，利气宽胸；鸡内金消食导滞，调畅气机，三药相配，除积滞，利气机，导浊下行。故痰湿化，气道畅，则百病不生。

5. 阴虚火旺不寐案

高右，50 岁。

肝气郁久化火，热灼真阴又伤，阴不足则阳有余，有余者邪热之盛，不足者正阴之虚，脉来细数，心烦躁急。养血育阴以治其本，清泄肝热求其寐安。

丹皮二钱　赤芍三钱　川石斛三钱　炒山栀二钱　生地黄三钱　钩藤三钱　何首乌三钱　黄芩三钱　远志肉三钱

〔按〕肝的疏泄，对气机的调畅有重要作用。肝的疏泄功能正常，气机调顺通畅，气血才能和平，脏腑功能始能协调，五志才能安和，心情因而舒畅。如果肝失疏泄，气机不调，就可引起情志异常变化，肝郁不舒，疏泄不及，郁久则化火，肝火亢盛，扰乱心神，则心烦急躁，失眠多梦，夜寐不安。火热炽盛，又易耗伤真阴，真阴不足，肝火又旺，则脉见细数。故养血育阴以降其虚火，清泄肝热以退其邪亢。

药用丹皮辛苦微寒，清热凉血，活血化瘀，用炒山栀泻火除烦，凉血解郁，二药相配，清泄肝火。用黄芩清热燥湿，泻火解毒，善清肺肝郁热，用钩藤清热平肝，治疗肝经有热，头胀头痛等症。上述四药相合，清泄肝经实火，平潜肝阳之亢。用生地黄清热凉血育阴，用赤芍清热凉血祛瘀止痛，二药相配又能滋养阴血以清解虚火。用石斛滋养胃阴，生津除烦，用首乌补益精血。肝为藏血之脏，精血充足，肝有所藏，肝的疏泄功能才能正常，而后天的阴精阳气全化源于脾胃，故用石斛与首乌相配，有先天与后天相配之妙。再加远志宁心安神，使君火内定，君相和谐，故病自安。

6. 肝阳上亢眩晕案

胡右，65 岁。

肝阳上逆，冲犯清明，头晕耳鸣，心悸不安，甚则呕逆，四肢发麻，脉弦且细，沉取有力。平肝降逆，摄纳心神。

白蒺藜三钱　法半夏三钱　生石决明一两　朱茯神四钱　菊花三钱　白芍三钱　晚蚕砂三钱　生牡蛎一两

〔按〕所谓肝阳上逆，系指由肝阴不足所致肝阳升动太过，亢而为害所出现的证候(多属本虚标实)。因其本病阴虚，标病阳亢，所以病理上又称阴虚阳亢。其特点是阳亢于上，出现上盛的症状，阴虚于下而见下虚的病候，病理上虽属上盛下虚证，其实质是肝本身阴阳失调。可以从阳亢开始，“阳盛则阴病”导致阴虚，初期表现为实证，后期则为虚实错杂；亦可以从阴虚开始，渐至阳无所制而升动，则为本虚标实证。如本病案，以症测之，是从阳亢开始导致阴虚。肝肾阴虚不能制阳，阳亢于上，清窍被扰则头晕耳鸣；阴虚阳亢而精血不足，心失所养，故心悸不安；阳亢欲于化风，冲逆于胃，则呕逆；阴虚阳亢，气血周流不畅，则四肢发麻；脉弦主郁，细为阴伤，沉取有力。证乃阳亢化风内扰，故平肝降逆以制其阳亢，摄纳心神，求其寐安。

药用白蒺藜苦平之品，平肝疏肝，用于肝阳上亢所致的头痛、眩晕；用菊花疏风清热，清利头目，泄肝经风热、实火；用晚蚕砂平肝除浊，泄化滞气，三药相配降肝之逆。用半夏燥湿化痰，降胃止呕；用朱茯神化湿健脾，兼以安神，二药相合，和胃降逆，化痰安神。根据上述两组药物可以看出，在脏腑上常常是肝、脾共调；在病邪上往往风、痰同治，而根据临床表现再有所侧重。加白芍和肝柔肝，使其疏泄条达。用生石决明咸寒之品，平肝潜阳，用生牡蛎咸寒散结，重镇潜阳，治疗肝阳上亢之眩晕。浮阳下潜，阴精谧藏，则诸症可除。

7. 肝脾两伤眩晕案

许右，67 岁。

阴虚则阳亢，亢则化火，心烦失眠。六脉细数，细为血少，数乃阴伤。头眩目花，舌红光绛，全属忧思抑郁引起肝脾两伤。木喜调达，土当疏泄，肝得血而能养，脾欲调而运化。清肝养阴，和血通络。

生地黄三钱　白芍三钱　清阿胶三钱（烊化）　炙鳖甲四钱　钩藤三钱　当归身三钱　炙甘草一钱　木瓜三钱　生牡蛎八钱

〔按〕本病案应与上一案结合起来看，上案提到“肝阳上亢”证其来源有两个方面，一为由阳盛致阴虚的阳亢；一为由阴虚而致阳盛的阳亢证。本案为阴虚导致阴不制阳而成的阳亢证。肝阳上亢，扰动心神，则心烦失眠。阴虚血少，虚热内生，则六脉细数。阴虚阳亢，髓海空虚，则头眩目花。肝肾阴虚，营分郁热，则舌红光绛。阴虚阳亢的成因非常复杂，一般而言，先天不足、肾阴虚多影响肝阴不足(肝肾同源)，后天失养，阴精耗伤，或因饮食不节，恣嗜辛辣，肥甘化热伤阴；或因情志刺激，忧思抑郁，久而化火伤阴，阴虚不制其阳，升动太过。本案素有情志不遂，郁久化火，损伤脾阴，又逢年老阴衰，故肝脾阴衰，以致阳盛亢逆，故以清肝养阴活络为法。

药用生地甘苦之品，清热凉血，养阴生津；用白芍柔肝养血；当归补血和血为主，上药共合，成四物汤之义，是为补血之剂，不仅血虚之证可用其补血，即血滞之证亦可加减运用，于虚热之证亦可化裁。用阿胶育阴养血，此血肉有情之品，滋阴润燥，清心除烦；鳖甲咸寒滋阴，入于阴分而清阴分虚热，二药相配，清虚热，滋真阴，降相火游动。用钩藤平肝潜阳息风；用生牡蛎重镇潜阳，平肝阳之亢逆；用木瓜缓肝急，疏通筋脉，三药相配，平肝降逆。用炙甘草调和诸药，缓和药性。从上药可看出，组方一则养血育阴补其不足，一则镇肝潜阳制其有余，故稍加炙甘草从中调和之。

8. 血虚胁痛案一

孙右，59 岁。

血虚营阴不足，肝木失其涵养，络脉不和，胸胁胀痛，自觉气短乏力，面色萎黄不华，胁肋疼痛，按之则舒。养血柔肝，和络安神。

熟地黄八钱　炙鳖甲三钱　法半夏三钱　何首乌

三钱　茯神三钱　木瓜三钱　沙苑子三钱　清阿胶三钱(烊化)　赤白芍各三钱

〔按〕胁痛一证与肝、胆、肾三脏的关系密切。《景岳全书·胁痛》从临床实际出发，根据病因的不同，分为外感与内伤两类，并提出以内伤者为多见。归纳内伤胁痛的发病原因，包括肝火内郁、郁结伤肝、痰饮停伏、外伤血瘀及肝肾亏损等。本案盖属血虚营阴不足，阴血亏虚，肝络失和，疏泄不利，故胁肋疼痛，按之则舒。究其病因，大抵由于久病体虚，或劳欲过度，精血亏损，肝肾不足，血虚不能养肝，肾虚不能藏精，络脉失其濡养而致胁痛，精血虚少，不能上荣于面，故面色萎黄不华。血虚不能充养全身，故自觉气短乏力。治当养血柔肝以治其本，和络安神，兼缓疼痛。

药用熟地黄养血滋阴，补精育髓，常用于阴亏血少之证，如眩晕、心悸、潮热、盗汗等。用白芍养血敛阴，柔肝止痛，加赤芍活血化瘀，通络止痛，二药配合有敛有行，和肝而胁痛可止。用何首乌补益精血，滋补肝肾。用清阿胶补血滋阴，润燥生津。以上四药，养血滋阴以扶助正气。用鳖甲滋阴潜阳，善入络脉，止胁腹虚痛。用法半夏燥湿化痰，与茯神相配健脾化湿，清心安神。用沙苑子滋肾阴，潜肝阳，补肾固精，治虚劳腰胁痛。用木瓜柔筋活络，缓急止痛。从本方看，一则滋养阴血，二则健脾化痰，三则舒筋活络止其痛。故正复则邪退，邪去则正安。

9. 血虚胁痛案二

孙右，31岁。

久病之后，正气早衰，血虚络脉失养，四体麻木时作，左侧胁肋隐约微痛，得按则舒，过劳即重，心悸怔忡，夜寐不宁。养血柔筋以治其本，和络安神求其寐安。

熟地黄三钱（砂仁五分与熟地同拌炒）　当归三钱　炙鳖甲三钱　首乌藤五钱　旱莲草三钱　女贞子三钱　杭芍三钱　沙苑子三钱　木瓜三钱

〔按〕本病案与上一案病机、症状皆有相似之处，但此比上案临床表现更为突出。久病之后，体虚羸弱，肝失所养，诸症俱见。肝主藏血，是指肝脏具有贮藏血液和调节血量的功能，在生理状态下，人体各部分的血液流量，常随着人体的活动情况、情绪变化以及外界因素的影响而有所改变，当人在劳动工作或情绪激动时，机体各部分的需血量增加，循环血量也须相应增加，这时，肝脏就把贮藏的血液排出，以供机体活动需要。而当人在休息及情绪安定时，全身活动量减少，机体所需血量亦减少，部分血液便贮藏于肝脏。《素问·五脏生成》说："故人卧血归于肝，肝受血而能视，足受血而能步，掌受血而能握，指受血而能摄。"而在病理情况下，肝血不足（肝血虚）则出现各种异常表现，如不能濡养于筋，则筋肉拘急，屈伸不利；络脉失养，则四肢麻木时作。肝脉布胁肋，肝失所养，则左侧胁肋隐约微痛，得按则舒。过劳则耗血伤气，故病重。血虚不能养心，故心悸怔忡，夜寐不宁。故养血柔筋以缓疼痛，和络安神求其寐安。

药用熟地黄养血滋阴，补精益髓；白芍养血敛阴，柔肝止痛；当归补血活血止痛，三药相配成四物汤去川芎之义，治血虚诸症，多依此化裁。肝血亏虚，络脉失养，故胁肋隐痛，精血充足，经脉调畅，则病自去。用旱莲草滋阴益肾，凉血清热，配女贞子补益肝肾，清其虚，二药相合，成二至丸之义，用于肝肾不足，骨蒸劳热，腰膝酸软等症。鳖甲咸寒，滋阴退蒸，沉降潜阳。用何首乌补肝肾，益精血，治疗血虚阴亏，心悸失眠，头晕耳鸣。沙苑子补肾固精，肾虚腰痛，单用本品也常获效。用木瓜疏肝柔筋，祛湿化浊，常用于筋脉拘急，腰腿痹痛。以上诸药，既有四物汤、二至丸等药填补肝肾精血，又有鳖甲、沙苑子、木瓜等味疏肝通络，可望阴阳调和而病愈。

10. 血虚抽搐案

穆右，59 岁。

操持过劳，五志气火交并于上，头晕目眩，下肢无力，每遇恼怒则抽搐必作，血虚经络失养之过耳。柔肝息风，少佐潜阳，静摄休养，防其厥变。

熟地黄四钱　白芍三钱　钩藤三钱　沙苑子三钱　丹皮三钱　宣木瓜三钱　枸杞子三钱　菊花三钱　生牡蛎八钱

〔按〕痉证是以四肢抽搐、项背强急，甚至角弓反张为主要表现的病证。《内经》曾以外邪立论，认为风寒湿邪，侵袭人体，壅阻经络而成，而后世又提出内伤至痉的理论，《景岳全书·痉证》篇说："凡属阴虚血少之辈，不能养营筋脉，以致搐挛僵仆者，皆是此证。"本病案患者操劳过度，素体气血不足，不能上奉于脑，不濡筋脉，加之五志气火交并于上，故头眩目晕，下肢无力。每遇精神刺激，气血上壅，不能荣筋，则抽搐必作。故以柔肝息风，少佐潜阳，急则治其标；静摄休养，以复元神，且防其痉厥之变。

药用熟地黄养血滋阴，补益精髓。《珍珠囊》言其“主补血气，滋肾水，益真阴”。用白芍阴柔收敛之品，养血敛阴，柔肝平肝。用枸杞子滋补肝肾，填充下元。三药相合，养血养阴，壮身之根本。用丹皮清化郁热，泄相火之翻腾，与上药共配，有补有泄，交通阴阳。用钩藤平肝潜阳，息风止痉。用菊花疏风泄热，平肝阳之亢逆。沙苑子滋补肝肾，养血益精，药用种子能下降，潜肝阳下行。用生牡蛎咸寒重镇之品，镇肝潜阳，息风止痉。用木瓜柔肝缓急，舒筋活络。上药共配，益精血、补肝肾以治其本，平肝阳、息风动而止痉厥。

11. 气滞血瘀胁痛案

施右，60 岁。

胁下肋间络脉瘀滞，时或发为疼痛，病由肝气郁结而起，病延两年有余，仍须用王清任通络逐瘀方法。

紫苏梗二钱　紫降香一钱半　炙元胡一钱　金铃子二钱　藕节三钱　炒僵蚕三钱　真新绛屑一钱半　炙鳖甲三钱　炙香附三钱　当归尾一钱半

〔按〕肝居胁下，其经脉布于两胁，胆附于肝，其脉也循于胁，故胁痛之病，主要责于肝胆。肝主疏泄，性喜条达，若情怀不遂，肝失条达冲和之性，气机郁结，脉络阻滞，气不得通，则胁肋胀痛，气行时易时艰，故疼痛休作交替。气为血之帅，气行则血行，气止则血瘀，且肝又为藏血之脏，病程迁延，久治不愈，气病必及于血，病入血络，瘀滞不通，则痛势加重，固定不移，如割如刺，甚至形成癥瘕积聚，即叶天士所谓“久病在络，气血皆窒”（《临证指南医案·胁痛》)。治疗自当行气血、通络脉、逐瘀滞以止疼痛,宗王清任法。

方中紫苏梗理气和中;炙香附疏肝解郁,行气止痛,二者合用,以疏通气分之郁闭。金铃子苦寒性降,入肝胃,疏泄肝热,行气止痛;元胡辛苦气温,苦能导郁而通经,辛能行散而宣滞,既能入肝经走血分,又能入脾肺走气分,有"行血中气滞,气中血滞"之功,为活血利血止痛之要药,二者相配即金铃子散,可使止痛之力倍增。藕节、当归尾、新绛,活瘀通络止痛,疏通血分之瘀滞。降香气香辛散,温通行滞,有活血散瘀、止血定痛之功。僵蚕、鳖甲,其味皆咸,能软坚散结,消癥破积。综观全方,以通散为主,气血并治,其功专而力宏,纵是陈年痼疾,亦能克也。

12. 阴虚气弱自汗案

董左,45岁。

汗出多于午后,汗后形寒,脉象虚濡按之若无,口干思饮,自觉乏力。养心阴护心阳,补益其气。

五味子三钱　西洋参三钱(另煎兑)　防风二钱　黄芪五钱　白术三钱　麦冬三钱　莲花头两枚　生牡蛎八钱

〔按〕汗为心液,乃水谷精气所化。汗出之因,或为热邪蒸动,迫津外泄,即《内经》所谓"阳加于阴谓之汗",或由卫气不固,腠理疏松,阴津外泄。本案侧重于后者,肺主气,外合皮毛,能布散卫气于体毛,使腠理固密,开合有度,不妄作汗。今肺气不足,则卫气不布,肌表疏松,腠理开泄,故身常汗出,汗后卫气益虚,故形寒畏冷。

午后为一日中阳气最盛之时，阳热扰动，津不内守，故汗出多见于午后。汗为心液，汗出日久，心阴受损，脉道空虚，故脉象濡按之若无。阴虚不能潮于上，则口干思饮。气虚机体失养，则倦怠乏力。本证气阴双亏，故治当养心阴、护心阳、补气固表。

本方系由生脉散、玉屏风散和牡蛎散三方化裁而来。方中，五味子补心、肺、肾经，五味俱备，唯酸独胜，性温且润，上能收敛肺气而止咳喘，下能滋肾水以固下元，内可益气生津宁心除烦，外可收卫气肥腠理而止汗，故以为君，仿“肺欲收，急食酸以收之”之意。生牡蛎、莲花头，其味皆涩，本方用之，意在收涩止汗。汗出之因，在于肺虚卫气不固，汗出日久，则损伤阴津，终至气阴两亏，故用西洋参甘寒，补气养阴，清火生津。黄芪补脾益肺，实卫气而固表止汗。白术味甘苦而气温，入脾胃走中焦而补气血生化之源，且可固表止汗，乃培土生金法也。防风走表祛风，兼御风邪。麦冬甘寒养阴，清热除烦。诸药相配，补中有散，散中有敛，温中有清，固表而不留其邪，祛邪而不伤正，气旺表实，津液充盛，则汗出可止。

13. 真阴亏损瘛疭案

甄左，73 岁。

血虚络脉失养，瘛疭时或发作，动则头晕目眩，脉象细弦小滑。全属真阴不足，血虚失养。养真阴兼潜虚阳。

炙鳖甲三钱　木瓜三钱　茯苓三钱　炒山栀二钱　熟地黄四钱　当归三钱　生牡蛎三钱　五味子二钱　鲜荷叶一张

〔按〕此为水不涵木，虚风内动之候。肝为风木之脏，赖肾水以滋养。肾为寒水之脏，藏精生髓。今患者年逾古稀，肾气已衰，真阴亏损，髓海失充，加之阴虚不能制阳，虚阳上浮，旋扰清空，故动则头晕目眩。肾水亏虚，不能涵养肝木，肝血亦亏，络脉失养，筋脉拘急，则手足蠕动，甚或瘛疭时作。脉细为阴血不足，弦主肝阳偏旺，滑主有热。舌象多见光红无苔或龟裂。

本证与热盛动风虽均为肝火内动，但病机有虚实之别，症状有缓急之异。热盛动风多见于热性病的极期阶段，为“热极生风”，其证属实，多伴有壮热，肢厥，脉象弦滑而数，且手足抽搐频繁有力；本证多见于大病后期或年高体弱之人，为“血虚生风”，其证属虚，故呈现一派虚象，乃血虚不能养筋之故，两者不难鉴别。虽有浮阳在上，也是阴不守阳，阳气独发。故治当滋养阴血，潜阳息风。

方中当归甘辛而温，入肝经以补肝血之不足。熟地黄甘温入肝肾，养血滋阴，补精益髓。张介宾云：“阴虚而神散者，非熟地之守，不足以聚之；阴虚而火升者，非熟地之重，不足以降之；阴虚而躁动，非熟地之静，不足以镇之；阴虚而刚急者，非熟地之甘，不足以缓之”（《景岳全书·本草正》）。炙鳖甲、生牡蛎并用，取其介类有情之重镇，味咸入阴和阳，以潜纳虚阳之浮升。木瓜酸温，入肝经以柔肝舒筋活络。五味子酸甘温，滋肾生津，收敛浮阳。炒山栀苦寒，清泄肝经有余之热。茯苓甘淡而平，滋补厚味中用之，使滋而不腻。《名医别录》说它可“开胸府，调脏气，伐肾邪，长阴，益气力，保神守中”。

用鲜荷叶之妙，在于清透上焦浮游之热，宣透络中痹郁之邪。本方酸苦甘咸并用，寒温补泻齐施，使真阴盈满，龙火蛰伏，气血流畅，筋脉得养，则肝风可止。

14. 虚劳潮热案

门右。

肝肾阴虚已久，见证已属劳怯，面皖形瘦，纳谷不甘，骨蒸潮热，夜间汗出，舌光绛而无苔，脉弦细小滑数。滋养肝肾以退潮热，培补后天，求其纳谷。

鳖血拌炒银柴胡二钱　香青蒿二钱　地骨皮三钱　杭芍三钱　茯苓三钱　熟地四钱　山药三钱　丹皮二钱　清阿胶三钱（烊化）

〔按〕本病属虚劳气阴两虚之证。热邪久羁，肝肾真阴大伤，余热深伏阴分而不得出，故见骨蒸发热，肾主骨髓也。其热势不高，入夜增重，发作有时，犹如潮汐之涨落，故曰潮热。夜间卫阳行于内，已虚之阴不能配阳，阳热扰动，故汗出涔涔。肾藏真阴，为一身阴液之主，肾阴虚则一身之阴俱虚，肌肉失充则形体消瘦，脾胃失濡则运化无权，气血生化匮乏，故见纳谷不甘，面色皖白。脾胃不运，则肝血肾精无源，形成恶性循环。舌光绛无苔，脉弦细小滑数，均为肝肾阴液亏损，虚热内伏之象。

先天之本在于肾，后天之本在于脾，调补脾肾是治疗虚劳的关键，尤当重视胃气之调和。《不居集·上集·卷十》云："虚劳日久，诸药不效，而所赖以无恐者，胃气也。养人之一身，以胃气为主，胃气旺则五脏受荫，水津四布，机运流通，饮食渐增，津液渐旺，以至充血生精，而复其真阴之不足。"本案即以补先天为主，兼顾后天。

方中熟地、阿胶、杭芍，滋阴养血，填精补髓，治在肝肾。山药、茯苓，补中焦，健脾胃，以助气血生化之源。银柴胡甘微寒，入肝胃，善退骨蒸，清虚热，以鳖血拌炒则入血分，退血热且能潜阳。青蒿苦寒，其气芳香走窜，凉血清热，透邪外生。地骨皮味甘微苦而性寒，清降之中又有滋补之性，入肺、肾经，“能上清肺热以滋水之上源，下滋肾水以壮水之下源”，清气分而退有汗之骨蒸。牡丹皮味辛苦而气微寒，寒而不凝瘀，辛而不过散，入心、肝、肾经，清血分而泻阴分之伏火，退阴虚之骨蒸。诸药合用，使阴血得生，真精得补，脾肾和调，生化有源，疾可渐愈。

除药物治疗外，加强锻炼，增进体力，饮食有节，起居有常，与病情康复相关甚密，不可不知。

15. 寒湿阻遏腹痛案

杨左。

暑令过服寒凉，腹中阵阵作痛，苔白淡腻滑润，两脉沉涩近迟。寒湿阻遏，脾阳不运。温其寒邪，以缓疼痛。

炒川椒一钱半　川桂枝三钱　炮姜一钱　白蔻仁五分　艾叶炭一钱　法半夏三钱　木香二钱　茯苓三钱

〔按〕脾胃同居中焦，为气机升降之枢纽，主运化水湿，脾胃之运化要靠中阳之温煦、推动。患者中阳素亏，复于暑令天气炎热之时，暴进冷饮或过服寒凉，以图一时之快，致使中阳益伤，运化失职，寒湿内阻，而有冰伏之势。中阳不能温煦，气机为寒湿阻滞而不伸，故腹中阵阵作痛。阳虚寒湿潮于上，故舌淡白而苔腻滑润，寒则涩而不流，寒湿阻遏，气血运行不畅，则两脉沉涩近迟。寒湿下注，阳气不能外达，还可见腹泻便溏、四肢厥逆等症。寒湿颇重，非辛温之品不能开其郁邪，散其寒邪，非燥烈之品，不能除其水湿，解其冰伏。

方中川椒辛热有小毒，走脾胃散风寒而温中除湿。川桂枝暖中焦散风寒而通阳化气除湿，解血脉之寒凝。炮姜、艾叶炭，辛苦而温，偏入血分，通血脉，温经散寒以止腹痛。白蔻仁、木香，辛温芳香，醒脾胃，开湿郁，畅气机，配半夏之苦温燥湿，以开中焦气分之郁闭。茯苓甘淡而平，可健脾通阳，化膀胱之气而利湿。本方辛温燥烈，气厚力雄，使中阳振奋，气机宣通，寒湿得除，而诸症可瘳，正所谓"离照当空，则阴霾自散"矣。

16. 寒湿阻遏气短案

潘左，65岁。

右脉寸关濡滑且弱，左脉弦细无力。自述一身无力，经常气短。脾土受寒湿所遏，中阳肺气皆虚。助其肺气，运化脾湿，振其元阳，病自愈矣。

吉林参三钱（煎兑）　黄芪五钱　茯苓三钱　土炒白术三钱　草豆蔻三分　茅术二钱　陈皮二钱　法半夏三钱　炙甘草三钱

〔按〕脾为生气之源，肺为主气之枢，脾为肺之母。今脾土为寒湿所遏，中阳受损，运化无权，不能化生水谷精微以奉周身，故一身无力。脾不散精以充肺，则肺气亦虚，肺虚则气短不足以息。左脉弦细无力，说明气血亏虚，脉道失充，肝失柔养。右脉寸关候肺脾两脏，濡滑之脉主痰湿内停，弱脉提示肺脾之气俱不足。以脉测症，尚可见咳嗽痰多，食欲不振，腹胀便溏等，舌质必淡胖，舌苔必白腻滑润。本证以中阳不振为本，以肺气亏虚、寒湿阻遏为标，治当培土生金，补中健脾，兼化寒湿。

本方系由六君子汤加味而来，旨在健脾益气，散寒燥湿，兼补肺虚。方中遵《内经》“气虚者，补之以甘”之训，以人参之甘温，大补元气，健脾益肺，配伍“甘温纯阳”之黄芪，“补诸虚不足”，“益元气”，“壮脾胃”（《珍珠囊》语）。白术味甘苦而气温，入脾、胃经，甘温益脾胃之阳气，苦温燥脾胃之寒湿，脾喜燥而恶湿，白术正为脾之所喜，故为补脾之要药；苍术辛苦而温，其气芳香，功近白术，但温燥之中又有散性，以外散风寒，内燥脾湿而见长。二术合用，则健脾燥湿之力大增。陈皮、半夏，辛温而燥，理气健脾，燥湿化痰，和胃降逆。茯苓甘淡，健脾宁神以助参芪，渗湿利水以助陈、夏。草豆蔻辛温开散，温中行气，燥湿开郁。炙甘草甘温补中，健脾益气，兼和诸药。脾气健，肺气充，阳气振奋，寒湿尽化，病焉不愈？

17. 阳气虚弱喘满肿胀案

赵右，72岁。

秋令渐深，肺金行令，肺主一身之气，性喜肃降，肺气不足则肃降力差，中阳虚必少气无力，下肢沉重作肿，喘满不能平卧。益其气兼化湿邪，湿邪化则肿胀自退。当忌盐类。

绵黄芪八钱　西洋参三钱（另煎兑）　杭白芍三钱　炙杷叶三钱　桂枝二钱　白术二钱　防己四钱　茯苓三钱　生姜三片　大枣五枚

〔按〕肺居上焦，其气以清肃下降为顺，职司一身之气，主通调水道；脾位中土，为气血生化之源，主运化水湿。脾化生精微以充肺，肺肃降气机以助脾。今肺脾两虚，水谷不化精微，则气血亏损，宗气生化乏源，呼吸失助，肌肉失养，故见少气不足以息，体倦无力。水液之代谢，有赖于肺气之通调，脾气之转输，还要靠肾阳蒸腾化气为之主持。患者年愈古稀，肾气必衰无疑，肾气不足，肺气不降，脾气不运，则水湿留聚，水湿流注于下，则下肢沉重肿胀，水气上凌于肺，肺气益不能降，则见喘满不能平卧。治疗当运脾降肺，益气化湿，通阳利水。盐类能伤肾助湿，故在所忌。

方中用大剂黄芪，甘温入脾肺，补气益阳，“内补治虚喘”(《药性论》)，利水消肿胀。西洋参苦微甘而气寒，入肺肾而补气养阴清火。白术、茯苓，健脾益气，燥湿利水。炙杷叶降气平喘，化痰止咳。防己苦辛而寒，入肺、膀胱经，善能利水消肿，祛风止痛。用白芍苦酸入肝、脾，养血敛阴，利水缓急。《本经》称其“主邪气腹痛，……止痛，利小便，益气”。桂枝辛温发散，通阳化气，利水消肿。大枣甘温，补脾益气养血安神以助参芪。生姜辛温，通阳利水，和胃调中以助苓、桂。二者合用，能调补脾胃，协和诸药。脾气健旺，肺行治节，水道通调，则肿胀自退。

18. 阳气不足久咳肿胀案

贾左，66岁。

久咳，面目一身皆肿，日晡下肢肿势尤甚，六脉皆是沉弱无力。中阳不足，水饮不化。益气温阳，兼以化饮。

粗桂枝三钱　淡干姜二钱　炮附子三钱(先煎半小时)　吴茱萸二钱　云茯苓三钱　法半夏三钱　炒白术

三钱　炒川椒二钱　防己三钱

〔按〕本证与《金匮要略》所载饮证相类。《金匮要略·痰饮咳嗽病脉证并治》云："咳逆倚息，短气不得卧，其形如肿，谓之支饮。"水液属饮，全赖阳气以转输、蒸化。久咳伤肺，复加年高气弱，脾肾之阳不足，尤其中阳一虚，不能运化水谷精微，则上不能输精以养肺，则咳嗽难愈，下不能助肾以制水，则水湿泛滥，饮邪流溢，故面目一身皆肿。日晡指下午3～5点，为阳明中土司令之时，今中阳不足，水液下趋，故日晡下肢肿势尤甚。脉沉主里，阳虚无力推动血液运行故脉沉弱无力。总属阳微阴盛，本虚标实之候。仲景云："病痰饮者，当以温药和之"(出处同上)。故治疗应温阳益气以化水饮。

方中桂枝辛温，通阳补中，利水化饮。《本草疏证》指出："和营、通阳、利水、行痰、补中、下气，为桂枝六大功效。"配伍干姜，取其辛热之性，既温肺散寒以化饮，又温运脾阳以祛湿。附子大辛大热，补火助阳，温肾暖脾。《本草纲目》引张元素云："附子以白术为佐，乃除寒湿之圣药"。白术苦温，健脾燥湿，茯苓甘淡，健脾渗湿，两药合用，一以化既聚之饮，一以杜生饮之源，标本同治。吴茱萸辛苦而热，暖脾胃以散寒邪，"利五脏，去痰冷逆气"(《名医别录》)。川椒乃"纯阳之物，其味辛而麻，其气温以热。入肺散寒治咳嗽；入脾除湿，治风寒湿痹，水肿泻痢；入右肾补火，治阳衰溲数、足弱、久痢诸证。"(《本草纲目》)。防己化气行水，利湿消肿。半夏燥湿化痰，降逆止咳。阳旺气足，饮除湿化，肿咳可愈。

19. 肾虚足跟疼痛案

郑左，70岁。

足跟偏右疼痛，肾家根蒂之虚，顷诊两尺无力。当从温养少阴，少佐填下之品。

核桃肉三钱　覆盆子三钱　破故纸三钱　旱莲草三钱　炒小茴一钱　熟地黄八钱　上肉桂末五分(冲)

〔按〕肝主筋，肾主骨。筋能束骨，维持关节活动。骨能张筋藏髓，为人体支架。筋之灵活劲强，骨之坚固耐久，均赖肝血肾精以滋养，故肝肾气盛，精血充盈，则筋骨强劲，关节滑利，活动轻捷自如。中年以后，肝血肾精渐亏，筋骨失养，形体渐趋衰惫。“肾主腰脚”，足根为肾之经脉所过，今患者年过八八，肾气已衰，筋骨失养，故足跟疼痛时作。尺脉为肾所主，尺脉无力，“肾家根蒂之虚”无疑。治当温养少阴，补血填精，缓缓图治。

方中核桃肉甘温，补肾助阳强筋骨，治“腰脚重痛”(《本草纲目》)。覆盆子甘酸微温，入肝、肾，可“益肾脏而固精，补肝虚而明目”(《本草备要》)。破故纸辛苦大温，益气为用，能振阳化阴，补肾而固脱，益命门真火以温运脾阳。小茴香辛温芳香，入肝肾走下焦，理气散寒止痛。肉桂辛甘大热，补命火，壮元阳，温肾经而止痛。熟地黄甘微温，生精血，填骨髓，助肾气之化生。取旱莲草酸甘微凉之性，一以助熟地滋补肝肾，一以制诸药之温燥。诸药相合，温中有滋，阳中有阴，共奏温养少阴之功。

20. 肝郁化火吐血案

辛左，46岁。

暴怒之后，吐血盈口，胸胁刺痛，血色瘀紫滞黯。病由情志抑郁而起，五志气火内燔，脉象弦数，皆属热象。清热育阴和血止红。速扫尘氛，宽怀自解。徒恃药石无益也。

苏子梗各二钱　前胡一钱　川贝母三钱　旋覆花二钱　紫降香一钱　白檀香一钱　片姜黄二钱　杏仁泥三钱　茅根六钱　鲜藕二两(打汁兑)

〔按〕肝喜条达而恶抑郁，情志不遂，则肝气不得疏泄而郁结于中。暴怒伤肝，肝气横逆犯胃，损伤胃络，血随肝气上冲则吐血盈口。《素问·举痛论》指出："怒则气逆，甚则呕血……"肝居胁下，其经脉布胁肋，气机郁结，血脉不畅，血液瘀阻于胸胁，则胸胁刺痛不移。血色瘀紫滞黯，亦为瘀阻之象。气有余便是火，气郁日久，化火生热，五志气火内燔，则见脉象弦数，还可见心烦急躁口苦等症。

吐血证之治，《先醒斋医学广笔记·吐血》曾作精辟论述，本案之治与其仿佛，故录之以飨读者。内云："吐血三要法：宜行血不宜止血。血不行经络者，气逆上壅也，行血则血循经路，不止自止，止之则血凝，血凝则发热恶食，病自痼矣。宜补肝不宜伐肝。经曰：五脏者，藏精气而不泻也。肝为将军之官，主藏血。吐血者，肝失其职也。养阴则阴气平而血有所归，伐之则肝虚不能藏血，血愈不止矣。宜降气不宜降火。气有余即是火，气降则火降，火降则气不上升，血随气行，无溢出上窍之患矣。降火必用寒凉之剂，反伤胃气，胃气伤则脾不能统血，血愈不能归经矣。"

本案方中用苏子梗、前胡、杏仁、川贝母等降肺气之品，盖肺与胃经脉相连，肺主一身之气，肺气降则胃气亦降，气为血帅，气降则血降，气降则火亦降矣。旋覆花降胃中之逆气。白檀香利膈宽胸，行气止痛，醒脾和胃。紫降香、片姜黄，活血散瘀，下气止血定痛。茅根甘寒，清热育阴，凉血止血。鲜藕凉血止血，化瘀养阴。

除服药外，还应乐观豁达，少欲无私，怡情养性，力戒恼怒，以除发病之因，否则徒恃药石无益也。

21. 气虚吐血案

耿左，78岁。

零星吐血，遇劳即发。面色萎黄削瘦，气短声怯乏力，心悸慌乱，大便溏薄。实热吐血当清当降，因虚见红宜补宜和。静摄休养，宽胸自解。

生黄芪五钱　老山参二钱(另煎兑)　冬虫夏草三钱　生甜冬术三钱　油当归三钱　杭芍三钱　旱莲草三钱　女贞子三钱　炒枣仁三钱。

〔按〕吐血之症，有虚有实。实证吐血，多过食辛辣炙煿，胃中积热，或情志不遂，气郁化火，肝火犯胃，致胃火冲激，胃络受伤，血随胃气上逆，呕吐而出。治疗当用清热泻火降逆之法。虚证多由思虑过度，劳倦内伤，脾气亏虚，统摄无权，血液外溢所致，亦可由阴亏血少，虚热内生，扰动血络引起。治疗当采用健脾益气摄血，滋阴养血和络之法。实证之吐血，病势多急暴，吐血量多而色鲜红；虚证之吐血，病势多缓慢，吐血量少而色黯淡。本案零星吐血，遇劳即发，显属虚证。面色萎黄削瘦，是血虚肌体失养。气短声怯乏力，是气虚肺脏失充。

心悸慌乱，缘由气血两亏，心神不守。大便溏薄，提示脾气亏虚，运化失职。可见本证是气血两亏，心脾肺俱不足。当用健脾益气养血和络之法治之。

方用人参味甘微苦气温，补脾益肺，大补元气而养血生津，且可宁神益智。黄芪甘温入脾、肺经，为补气升阳之要药。白术甘温益脾胃之阳气，苦温燥脾胃之寒湿，助中焦运化，以补气血生化之源。冬虫夏草益肾补肺，止血化痰。当归补血和血。白芍养阴敛阴。旱莲草、女贞子，补益肝肾，滋阴养血，凉血止血。炒枣仁养心阴，益肝血而宁心安神。

在服药治疗之时，还应静摄休养，保持心情舒畅，使气血不受外界扰动，以利止血。

22. 肺热衄血案

衄血多是肺热，邪热迫营，血则外溢。右手寸关弦数而滑，鼻为肺窍故耳。清其阳络，血液自止，少佐化瘀，防其留邪。

鲜侧柏叶四钱　鲜茅根八钱　小蓟三钱　醋制花蕊石三钱　蒲黄炭一钱半　黄芩三钱　竹茹三钱

〔按〕鼻为肺窍。正常情况下，肺气以清降为顺。今肺中积热，肃降无权，邪热内迫营血，损伤阳络，则血液不循常道而妄行，经肺窍奔涌而出，是为鼻衄。右手寸关部候肺胃，肺胃有热，脉必应之，弦数为邪热内郁不得伸，滑主血中有热，脉流薄疾。治疗必用清肺泄热、凉血止血之法，方能遏止其奔涌之势。“清其阳络”者，即清肺之络脉也。肺热得清，络和血宁，则出血可止。少佐化瘀之品，旨在疏通脉道，防其留邪也，因清热之品多寒凉，而血脉“寒则涩而不流”也。清、止、通三法并用，庶无弊端。

方中侧柏叶、茅根、小蓟，清热、凉血、止血。花蕊石、蒲黄炭，止血化瘀而不留邪。黄芩撤肺中之热而治鼻衄之源。竹茹清胃降逆，且能疏通络脉。药证相符，想来用之必效也。

23. 暑湿蕴热吐泻案

赵左，39岁。

暑湿蕴热中阻，发为呕吐泄泻，舌垢腻，脉濡滑。暑伤元气，湿阻中阳，故胸中满闷，四肢乏力。芳香逐秽以定其呕，苦折其热兼以止泻。

苏叶二钱　藿香三钱（后下）　黄芩二钱　川黄连一钱半　木香一钱　厚朴二钱　陈皮二钱　净黄土四两（入煎）

〔按〕盛夏季节，流火铄金，雨水滂沱，天暑下迫，地湿上蒸，湿热相合，氤氲难解。人生活于气交之中，调摄一有不慎，即易感而成疾。暑湿伤人，多从口鼻而入，先伤脾胃，散漫游行。脾与胃同居中焦，为气机升降的枢纽，职司运化，为水谷之海，脾气主升清，胃气主降浊，一升一降，保持着饮食物的正常消化吸收和气机的升降平衡。盛夏季节，人们每喜贪凉饮冷，使脾胃受伤，消化呆钝，再感暑湿，必内舍于脾胃。暑湿蕴热互阻于中，脾胃运化失职，升降逆乱，清气不升则泄泻，浊气不降则呕吐。暑邪易消耗人体元气，元气匮乏，则四肢乏力。湿性黏腻，易阻人体气机，湿阻于上，大气不展则胸中满闷不舒。舌苔垢腻，脉象濡滑，提示暑湿秽浊内郁，病由湿邪秽浊而生，必当以芳香辟秽以逐之；疾因暑邪蕴热而起，又须以苦寒折热以泄之。

方中苏叶、藿香，辛温芳香，化湿辟秽。厚朴、陈皮，苦温燥湿，疏利化浊，降逆和胃。木香辛苦而温，其气芳香，性温通而行窜，行气导滞，健运中焦。黄芩、黄连，苦寒折热，燥湿泄浊。黄土温中健脾，止呕止泻。本方寒温并用，辛苦齐施。即有苏、藿之辛开升清，复有芩、连之苦泄降浊，再有朴、陈、木香斡旋气机。辛开苦降，以复中焦脾胃的升降平衡。当升者升，当降者降，则吐泄焉能不止。殆此即吴鞠通"治中焦如衡，非平不安"之意也。

24. 中阳不足反胃案

冯左，73岁。

朝食暮吐，完谷不化，脉象沉迟无力，面色萎黄削瘦。久病中阳不足。当益气温阳，助其真火。

吉林参三钱　公丁香五分　干姜二钱　淡附子三钱(先煎)　炒川椒一钱　半夏三钱　茯苓三钱　熟地三钱　肉桂一钱(研冲)

〔按〕本案属于"反胃"证。反胃之证，多由饮食不当，饥饱无常，或嗜食生冷，损及脾阳，或忧愁思虑，有伤脾胃，以致中焦虚寒，不能运化水谷，饮食停留，终致呕吐而出。反胃日久，可致肾阳亦虚，所谓下焦火衰，釜底无薪，不能腐熟水谷也。《圣济总录·呕吐门》云："食久反出，是无火也。"本案患者为一年逾古稀之老翁，命门火衰，无以上助，病延日久，中阳既虚，肾阳亦亏，无火消谷，食停中脘，胃中浊气上逆，故见朝食暮吐，完谷不化。

水谷不化精微，气血亏虚，面色失荣则萎黄，形体失充则瘦削。阳气无力鼓动血脉，则脉来沉迟而无力。《临证指南医案·噎膈反胃》云："夫反胃乃胃中无阳，不能容受食物，命门火衰，不能熏蒸脾土，以致饮食入胃，不能运化，而为朝食暮吐。治宜益火之源，以消阴翳，补土通阳，以温脾胃。"

方中人参味甘微苦气温，大补元气，补脾生津养血。附子大辛大热，具纯阳之性，功专助阳气，能大补命门真火，逐除风寒湿邪，能上助心阳，下补肾命，内温脾土，外固卫阳，《本草汇言》称附子乃命门主药。参、附相配，功擅益气回阳，救逆固脱，以壮真火。干姜辛热，主入中焦，偏于回阳温中散寒，与附子同用，则兼温中下，补阳助火。《本草求真》云："干姜大热无毒，守而不走，凡胃中虚冷，无阳欲绝，乃以附子同投，则能回阳立效，故书有附子无姜不热之句"。肉桂辛甘大热，纯阳之性，能外散风寒之邪，内补肾命之火。温下元补肾命，功近附子；温中焦暖脾胃，效似干姜。川椒辛热有小毒，入脾、胃、肺、肾经，《本草纲目》谓其能"散寒湿，解郁结，消宿食，通三焦，温脾胃，补右肾命门"。丁香辛苦而温，辛温相合，则温中散寒，味苦则降逆止呕，入脾胃则暖中焦而降胃气，入肾经则温下焦而助肾阳。熟地甘微温，养血滋阴，补精益髓，盖真水真火同寄于命门，真火衰则真水亦不足，补真水亦助真火之源，即张景岳所谓"善补阳者，必于阴中求阳，则阳得阴助，而生化无穷"。半夏辛温而燥，"消痰，下肺气，开胃健脾，止呕吐，去胸中痰满"（《药性论》）。茯苓甘淡而平，既能补脾益心，又能利水渗湿，助人参健运中焦，协半夏化饮降逆。本方组方法度谨严，立意颇精，功专力宏，用之当效。

25. 肝木乘土呕吐案

孙右，52岁。

七情郁结，木土不和，肝热胃受其克，土郁气反上逆，呕叶月余不止。分调升降，呕吐自愈。

川黄连一钱五分　干姜炭一钱　法半夏二钱　乌梅炭一钱　黄芩二钱　炒官桂一钱　砂仁壳一钱（研）　茯苓三钱

〔按〕肝为刚脏，气升于左，在五行属木，主疏泄，主藏血，性喜条达而恶抑郁，体阴而用阳。肝之疏泄功能正常，则人体气机调和，精神愉快，协助脾胃气机升降，以防脾土壅滞，又可促进胆汁之分泌、排泄，助脾胃之消化功能。然就脏腑之特点而言，肝气易郁，肝阳易亢，脾土易虚，若其人忧思恼怒，所愿不遂，七情郁结，便可致肝气郁滞，气机不畅。“气有余便是火”，气郁日久，不得发泄，便可化热化火，肝热上冲，肝气横逆，恃强凌弱，乘脾克胃，侮其所胜，遂致木土不和。但肝气之所以能横犯脾胃，必先有脾土之虚，若脾土不虚，纵有肝木之盛，亦不受侵。肝气犯胃，胃气不降反上逆，故见呕吐。中阳本虚，故病延月余而不愈。除此之外，尚可见胁腹胀痛、口苦、泄泻等症。治当扶土抑木，燮理气机，以复其升降。

方用黄芩、黄连苦寒，清泄肝胃之热以平其冲逆之势；干姜炭、官桂辛热，温中补阳，厚脾胃止泻，寒热并用，以能除其格拒之势。干姜炒炭，守而不走，温而不散。乌梅酸涩收敛，养肝之阴，缓肝之急，止呕止泻，炒炭用，旨在增其传涩之力，且能防其留邪。砂仁壳辛温芳香，辛温能行气温中，芳香能化湿醒脾，用之可调中健脾，理气止痛，止呕止泻。半夏辛温而燥，化痰饮，和胃气，止呕逆。茯苓甘淡，健脾补中，利水渗湿，扶助中土。本方既用姜、桂、夏、砂之辛，复有芩、连之苦，辛以开通郁闭，苦以降逆泄浊，辛开苦降，调理气机，使之升降有序。更有乌梅之酸收缓急，茯苓之淡渗调中。且寒热并投，各得其所。用药虽少，立意颇深，痼疾虽久，亦可痊矣。

26. 热入营血温疹案

蔡左，28岁。

温疹一涌而发，面红身热，口干心烦，皮肤斑疹甚密，六脉洪滑而数。温邪蕴热深入营血，势将神昏致厥。甘寒育阴，凉血泄热。荤腥油腻皆忌，防其增重。

细生地八钱　元参八钱　知母三钱　麦冬三钱　僵蚕三钱　蝉衣一钱　杏仁三钱　生石膏八钱　连翘三钱　忍冬花三钱　花粉三钱　犀角一钱（煎汤兑）　紫草三钱

〔按〕本按属于外感温邪，卫气营血俱病，外发斑疹之证。斑与疹均为肌肤表面之红色皮疹。其点大成片，不高出皮肤，扪之不碍手，压之不退色者为斑；形如粟米，高出皮肤，扪之碍手，压之退色者为疹。斑之形成，乃血气两燔所致。外感温邪，阳明受病，气分热炽，内迫于血，气血两燔，邪热迫血妄行，灼伤血络，使血溢于脉外，瘀阻于肌肤而成斑。疹之所成，乃卫营合邪。温邪外袭，表气不畅，肺卫失宣，邪热内窜营分，鼓动气血外行于表，使血瘀滞于肤表血络之中而成疹。章虚谷说："热闭营中，故易成斑疹，斑从肌肉而出属胃，疹从血络而出属肺"（《医门棒喝》）。陆子贤说："斑为阳明热毒，疹为太阴风热。"本案患者，感受温邪，肺胃同病，入营迫血，热毒深重，闭遏于里，鼓动气血，故见斑疹一涌而发，密布于肌肤。热盛于里故身热。阳明之经行于面部，阳明里热蒸于上则面红。热伤阴津则口干，病偏于卫气则口干欲饮，病偏于营血，则口干反不欲饮。脉洪滑且数，为气热沸腾之象。心主血脉，营血通于心，营血热炽，上攻于心则心烦。若温邪蕴热，久郁不解，上闭心窍，则神昏谵语。热闭于里，阴阳气不相顺接，则发为四肢厥逆。病势深重，治疗刻不容缓。陆子贤指出："斑宜清化，勿宜提透；疹宜透发，勿宜补气"（《六因条辨·斑痧疹瘰辨论》）。即指治斑宜清胃泻热，凉血化斑，治疹宜宣肺达邪，清营透疹。若斑疹同见，当以化斑为主，兼以透疹，不可妄用升提和滋补，否则必助长热势或致邪热内闭，发为吐血衄血、神昏、痉厥之证。本证虽卫气郁闭，亦不可辛温发散，恐其伤阴助热；气热虽炽，亦不可苦寒攻下，恐其伤阳导致邪陷。只可宣肺泄卫，清热泻火，甘寒育阴，凉血化斑。胆欲大而心欲细，孟浪不得。

方中蝉衣、僵蚕，开肺气，散风热，透疹外出。杏仁宣通肺气，助气机之流转。连翘、忍冬花，清热解毒，轻宣疏散，透热外达。石膏味辛甘而气大寒，入肺胃经，能内清肺胃之火，外解肌肤之热，并能生津止渴除烦。知母味甘苦而气寒，清三焦之火而润燥养阴，与石膏相配，名曰白虎，有金飙退热之势，大清肺胃气分之热而保津液。花粉、麦冬，甘寒育阴，清热润肺。生地、玄参，甘苦而寒，清热凉血，养阴增液解毒。犀角苦咸性寒，入胃经而清热，入心肝而凉血止血，安神定惊，擅解血分之热毒。紫草甘寒，归心、肝经，专入血分而凉血活血，解毒透疹，兼滑肠道。诸药相配，两清气血，宣肺透邪，使邪热退，则血自止而斑可化，气机调，营卫通而疹可透。

辛辣荤腥油腻之品，能助火敛邪，壅塞胃肠之气，使邪毒内闭不得外透，故均在所忌，防其加重病势，可服食清淡流质易消化之品，以助生津退热。

27. 湿热蕴郁身热不退案

朱左，81 岁。

身热半月未退，面色垢浊，舌白腻厚，脉象迟缓，沉取仍有躁意，中脘满闷，上半身阵阵汗出，两耳不聪，神志尚清。湿热蕴郁不化，三焦气机未通，湿温之证，拟用宣阳化湿以利三焦，芳香醒脾少佐导滞。油腻当忌，防其本不胜病。

苏藿梗各三钱　佩兰叶三钱（后下）　白蔻仁七分（研）　苡米三钱　茯苓皮三钱　杏仁三钱　鸡内金三钱　焦神曲三钱　淡豆豉三钱　栀子皮二钱　新会皮一钱　西洋参三钱（另煎兑）

〔按〕湿温之病多发于夏秋雨湿较盛季节，由感受湿热之邪所致。夏末秋初，气候酷热，雨水较多，热蒸湿动，氤氲弥漫，人处于湿热之气的包围之中，脾胃功能多较呆滞，复因贪凉饮冷，饥饱不调，损伤脾胃，导致湿邪困阻中焦，外在之湿热便可乘机内侵，内外相合，病乃作矣。湿为阴邪，其性重浊黏腻，易阻遏气机。湿热裹结，热在湿中，如油入面，难解难分，发病缓慢，胶着难解，病势缠绵，久久不愈，故本案患者身热旬余而未退。脾为湿土之脏，胃为水谷之海，脾主运化水湿而恶湿。长夏季节湿气较盛，脾胃运化功能又较呆滞，再感湿邪，必困阻脾胃，影响脾胃运化功能，阻遏气机升降，故湿温以脾胃为病变中心，出现中脘满闷、腹胀纳呆等症。三焦为元气和水液运行的道路，湿性散浸，重浊就下，湿邪为患，多弥漫三焦，且沿三焦之道路循行传变，阻碍三焦气机。湿热蕴郁，熏蒸于上，腠理不固则上半身阵阵汗出，但因湿性滞着难去，则汗虽出而热不退。湿浊上蒸，气机阻滞，气血不能上荣于面，则面色垢浊。清阳不升，清窍被蒙则两耳不聪，表情淡漠，甚至神识昏蒙。湿阻阳气，气血运行涩滞，则脉来迟缓。沉取躁动不安，说明热郁于里，不能伸展。舌苔白腻且厚提示湿邪偏盛而热象不重。

由于病变以脾胃为中心，弥漫三焦，故治疗应当宣阳化湿，通利三焦，芳香醒脾，兼以导滞。

方中藿香梗、佩兰均为辛窜芳香之品，可疏通肌腠，化湿透邪，藿梗又有行气之功，苏梗宽胸利膈，理气和中。淡豆豉味辛微温，宣阳化湿。肺主一身之气，外合皮毛，主宣发肃降，为水之上源，肺气宣则气机畅，表气通，湿可外散，肺气宣则水道通调，三焦畅达，水湿得以下行，故用杏仁开宣肺气，以奏“启上闸，开支河，导水势下行”之功。蔻仁辛温芳香，和中理气化湿，气化则湿亦化。栀子皮苦寒，清热利湿，泻三焦之郁火。茯苓皮淡渗利湿行水。苡米甘淡渗利湿邪，使之从小便而出，生用兼可清热，炒用又能健脾。杏仁开上，蔻仁畅中，茯苓皮、苡米渗下，合用之则分消走泄，使湿去热孤。陈皮理气健脾燥湿，醒脾开胃。鸡内金、焦神曲消食化滞，助中焦运化。章虚谷说："三焦升降之气，由脾鼓动，中焦和则上下顺"(《医门棒喝》)。中焦和，脾胃健运，则水湿自化。总之本案湿重热轻，故治疗以祛湿为主，湿去则热亦不能独存矣。又配入西洋参补气养阴，清火生津，既助栀子以退热，又防暑热伤阴耗气，兼可制约祛湿药物之燥烈之性。肥甘油腻之品，易损伤脾胃，阻滞气机，加重病情，故必须禁止，代之以清淡、稀软、易消化之品。不可不慎。

28. 风温蕴热入营发疹案

施小孩，3岁。

发热三四日，两目眵封，流泪较多，两耳后似有小点，上腭红晕瘀点，阵阵腹中作痛。风温蕴热入营，势将布疹。用宣疏清化方法。深恐连热增惊，饮食宜慎。

蝉衣一钱　炒牛蒡子二钱　僵蚕二钱　鲜芦根三钱　钩藤二钱　川贝母二钱

〔按〕发疹之证，缘由感受风热邪气，肺卫失宣，体表气机不畅，风热邪气内窜营分，鼓动气血外行于表。卫有邪阻，营有热逼，气血郁于体表不得宣扬，血瘀于肤表血络之中而成疹，其形如粟米，高出皮肤，拂之碍手，压之退色。肝胆同属风木，足少阳胆经之分支"从耳后入耳中，出走耳前，至目锐眦"，足厥阴肝经"循喉咙之后，上入颃颡，连目系"。小儿为纯阳之体，阳常有余，今受风热之邪，风气通于肝，风热之邪极易循肝胆经脉上扰，故见两目眵封，泪水汪汪，两耳后小疹点，上腭红晕瘀点等发疹之先兆症状。肝气横逆于中，则腹中阵阵作痛。卫气郁遏则发热，若发热持续不解，则有引动肝风而见惊厥之虞。疹之发也，自上而下，从上腭、口腔、耳后，继而头面及背部，逐渐遍及胸腹四肢，3～4 天内，以手足心见者为出齐。总以红活荣润，渐次出齐者为顺。治疗当用宣肺疏卫，辛凉清解之品以透疹外出，肺卫畅达，气机流畅，风热外散，疹毒得以尽透而出，则营热自解，此亦为透热转气法。此外，治疗本证切忌早用过用寒凉，以防疹毒内闭。

方中蝉衣甘寒，入肝肺二经，既能清开肺气，疏散风热，透疹外出，又能清散肝经风热。牛蒡子辛苦而凉，升浮之中又有清降之性，既能外散风热，又能内解热毒，疹出之初，是为必用。肺胃为风热毒邪常犯之地，故用芦根之甘寒，清肺卫而生津液，肺热清则肺气宣而卫气和，促使疹毒透发。川贝母清热化痰而润，助肺气宣降。钩藤、僵蚕，清热平肝，祛风透疹。辛温升提之品切忌。

除药物治疗外，还应对患儿加强护理，室内应通风，勿过寒勿过暖，宜潮润，避免强光刺激，以保护眼睛。饮食宜清淡易消化，肥甘荤腥当忌。

29. 暑湿蕴热成痢案

郑左，40 岁。

暑湿蕴热外迫，内伤积滞不消，身热憎寒，腹中绞痛，大便有脓，气坠不畅，脉虽濡滑按之滑数。急用芳香升降，分化湿滞，仿逆流挽舟方法。

葛根二钱　苏叶二钱　炒官桂一钱　炮姜一钱　草豆蔻五分　木香二钱　赤芍三钱　莱菔子三钱　黄连二钱　黄芩三钱　焦三仙各三钱

〔按〕本案属于暑湿夹滞，将成痢疾之证。夏秋之交，暑湿蕴蒸，人体消化功能呆滞，加之人们恣食生冷，每易损伤脾胃，致运化不及，湿邪积滞内停，此时再受外界暑湿，致卫气不开，三焦不利，暑湿与积滞相合，蕴郁不化，胶着不解，搏结于肠道，阻碍气机，腐败气血，脓血杂下，痢乃作矣。古人云："无积不化痢"，此之谓也。暑湿蕴热外迫，卫气不和，故见身热憎寒。湿热积滞阻于肠道，气机不通，故见腹中绞痛，大便气坠不畅。脉濡滑而数，说明暑湿蕴热兼有食滞。治疗当以解暑化湿导滞为急务，兼调气血，俟卫疏暑解湿化则热自清矣，痢焉不除？方用芳香祛暑、升降气机、分化湿滞之品，药力以疏解暑湿为主，与病势似相逆，故曰"逆流挽舟"之法。

方中葛根甘辛性凉，解肌发散，透暑外出，以暑解表散卫气宣畅，又能升发清阳，鼓舞脾胃清阳之气而止泻痢，故为逆流挽舟之主帅。苏叶辛温芳香，既能疏卫透表化湿，又能理气宽中和胃。黄芩、黄连苦寒清热燥湿，厚肠胃坚阴止痢。草豆蔻辛温而燥，温中行气，开中焦湿郁。木香辛苦温，其气芳香，性温通而行窜，长于行气导滞，健脾胃而止腹痛。炒官桂、炮姜，温中焦，散寒凝，开湿邪，以解除湿热裹结之势，又可温经止血。赤芍辛苦微寒，凉血散瘀而通脉。莱菔子、焦三仙消积导滞，疏通胃肠气机。本方辛苦并用，辛开苦降，调理气机，透邪外出。气血两调，"和血则便脓自愈，调气则后重自除"

(《血证论·便脓》)。暑解湿化,热清滞消,气血和畅,痢难成矣。

30. 冲任失和癸事淋漓案

褚右,46岁。

癸事淋漓不止,发已半载有余,面色萎黄,指爪无华,左寸关细小且滑,按之弦而急躁,右脉弦小略数,舌红口干,心烦,夜不安寐。全是失血过多,冲任失和,肝气横逆,厥阴失和。养血育阴以治其本,升和疏化少佐止红。辛辣宜忌,切不可恼怒动气,防其成崩。

醋柴胡一钱　醋升麻一钱　当归二钱　白芍四钱　细生地四钱　清阿胶三钱(烊化)　黄芩二钱半　生牡蛎四钱

〔按〕患者癸事淋漓不止,病延半年有余,失血过多,阴亏血少,冲任不固。血不上荣则面色萎黄。肝藏血司血海,冲脉附于肝肾,失血过多,血海空虚则肝血亦虚。肝血为魂之所寄,肝血虚则无以制肝阳,肝阳上亢,魂不守舍,而见心烦,夜寐不安。肝阳上亢,肝气横逆,又可扰动气机,使血不循常道而外溢,加重出血。肝主筋,其华在爪,肝血不足则爪指无华。左寸关脉细小而滑,说明心肝阴血不足而有热,按之弦而急躁,说明肝阳偏亢。右脉弦小略数,舌红口干,均为血虚阳旺之征。综观本案,以阴亏血少、冲任不和为本,以肝阳偏亢、厥阴失调为标。治当养血育阴、调理冲任以治其本,抑肝潜阳、升和止血以治其标。

方中当归甘辛而温,补血和血,调经止痛。白芍甘苦酸而气寒,入厥阴肝经,味酸则能柔肝止痛,敛阴止血，味苦则能降泄，平抑肝火，味甘则补血养阴，故崩中漏下、心烦不寐、月经不调等症，白芍为必用之品。阿胶甘平，为血肉有情之物，能补血养阴而润燥，且因胶质黏腻，能凝固血络，故又善于止血。生地甘苦且寒，能滋阴养血，清热凉血止血。柴胡辛苦且微寒，性升散而疏泄，“为肝之所喜”，疏肝解郁以防肝气横逆。柴胡与白芍相配，柴胡理肝之用，白芍补肝之体，一散一敛，一补一泻，刚柔相济，以复肝木曲直升降和条达之性。冲任不固，血液下泄日久，清阳亦随之下陷，出血益发难止，故用升麻配柴胡，升阳举陷，又可清热解毒，流通气机，且能防止生地、阿胶等滋腻碍胃，醋制者，既能引药入肝，又可防其升散太过。生牡蛎咸涩而微寒，育阴潜阳以平肝气之横逆，收敛固涩以止血液之淋漓。诸药合用，使阴血充足，肝气条达，冲任调和，则漏下难疾可望向愈。

辛辣之品可以动火助热，恼怒恚恨可使肝气逆乱，肝阳鸱张，均可使气血运行逆乱，迫血妄行，恐有成崩之虞，慎之戒之！

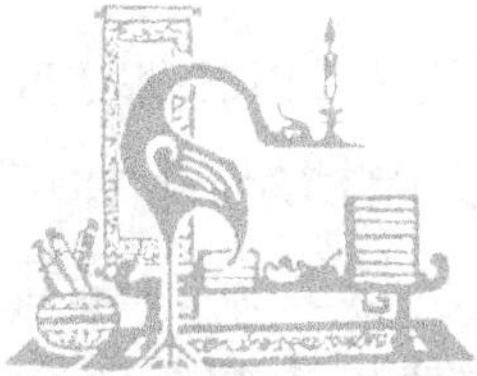

宫廷内部脉案

一、慈禧皇太后脉案

1. 内热新感鼻衄案

光绪某年四月二十九日臣佟文斌、赵文魁请得老佛爷脉息，浮数而滑，左关弦数。此系肝胃有热，兼受风凉，以致头晕鼻衄，身肢酸倦。谨拟疏解清热止衄之法调理。

荆芥炭三钱　薄荷二钱　甘菊三钱　防风二钱　粉丹皮三钱　黑山栀三钱　元参四钱　军炭三钱　生地四钱　犀角一钱五分(另煎兑)　侧柏炭三钱　生草一钱

引用鸡内金三钱。

〔按〕脉息浮数而滑，浮则在卫分，数乃一息六至，滑脉为阴中之阳，又主痰疾，确是卫分风温病。左关弦数乃心肝郁热之象。本病乃内蕴郁热为主，身热头晕全是风热上受之象。心肝之热迫及血分，故鼻衄、身肢酸倦、疲乏无力。文中所谓兼受风凉，实乃温热内蕴，故方中不以解表、发汗为主，而用疏解之法，温热之邪由疏解而祛；又因温邪内蕴，故以清热。

方中荆穗炭、薄荷、防风疏解卫分风温，以山栀、丹皮、生地、元参甘寒凉血清热止红，军炭、侧柏炭、生甘草皆活血止红之品，鸡内金以导滞，犀角一钱五分为凉营止血之良药。清代本品甚多，故古方记载每用数钱。今日货源缺乏，用时仍以粉剂为好，用量只可0.3～0.6g或1～2g，也可以用水牛角、广角代用。

2. 感寒化热案

五月初七日申刻臣张仲元、赵文魁请得老佛爷脉息，左寸关弦数，右寸关浮滑而数，感寒化热，蓄滞不清，以致头晕恶寒，身肢灼热酸疼，口干恶心，精神懒倦。谨拟清解化热之法调理。

南薄荷一钱五分(后下)　葛根三钱　淡豆豉三钱　荆芥一钱五分　酒黄芩三钱　桑叶三钱　白菊花三钱　知母三钱　鸡内金三钱　甘草一钱

引用广皮三钱。

〔按〕诊脉左寸关弦数，右寸关浮数说明体内蕴热，可能是感寒化热，也可能本来就是风热上受，不可拘泥于“有一分恶寒，就有一分表症”的老套。温病学从康熙四十余年兴起以来至今二百多年，人们总是不能正确认识，风热从口鼻吸受而来，温乃热邪，从口鼻经咽喉、气管而至肺，肺主皮毛，故曰在卫，这与伤寒皮毛受寒不同。因为没有风邪寒邪，也没有伤及皮毛，故脉不缓不紧而动数，两寸独大，故温病以清为主，最忌解表、发汗。

本方先以辛凉微温疏卫分以解除郁热，须候郁开热解，再行化热，故用葛根辛温、薄荷辛凉、淡豆豉宣疏、荆芥辛微温散风疏表，共以开郁结，绝不可以发表求汗，而与黄芩、桑叶、菊花、知母甘寒、苦寒泄热搭配得当，则不会发汗伤津损伤阴分。再以甘草和中，内含助消化功能，广陈皮和胃宽中，合为疏卫清化之佳方。一定嘱病人禁食荤腥，防其胃中积滞，发热可能因之再起。

3. 蓄滞下痢案

五月初八日臣张仲元、赵文魁请得老佛爷脉息，左关沉弦，右寸关滑而近数，表感已解，内热渐轻，唯胃气欠和，蓄滞不清，以致大便下痢，右腹中作疼。谨拟和胃分利之法调理。

炒杭芍三钱　东楂肉四钱　葛根二钱　黄连一钱（研）　炒薏米三钱　炒扁豆三钱　桑叶三钱　甘草二钱

引用猪苓三钱。

〔按〕清初名医喻西昌治痢用逆流挽舟方法，这是中医治疗痢疾的最有效方法，《内经》中总论及治病求本，这就是本。古人每云：无积不化痢，痢无补法，治痢必先疏卫、升阳、开郁、导滞。若表气不和，内有积滞，蕴蓄不化必发为痢。今人治痢每用苦寒，想以清热消炎为主，甚至有以土霉素、黄连素等为治痢之要药。不知中医治病必求其本病乃积滞与表邪内郁，凡暑热外不能从表解，必内郁化热而发痢病也。

从本病例来看，虽是五月（农历）天气初热，若饮食失慎，可致蕴热内停。证属外受热邪，内有湿滞。老佛爷脉象左关沉弦，右寸关滑而近数，也说明表邪已解，内热未清，夹有蓄滞，胃气不和，故化而成痢。方中用葛根升阳明而解表邪，热郁与表闭全能因升阳解表而病解。用黄连苦泄心热，苦坚其阴而止泻祛暑。以桑叶清热而祛风，辅葛根疏解消化之不足。山楂肉是化肉食之良药，老佛爷以食肉为主，故当用之以化。芍药甘草以缓急解除腹痛。用猪苓清化湿邪而降浊也。

4. 肝热胃饮呕吐案

某年九月十三日戌刻臣佟文斌、赵文魁请得老佛爷脉息，左关弦数，右部沉滑。此系胃蓄饮滞，肝热上乘，以致有时头晕，食后作呕。谨拟清肝调胃之法调理。

菊花三钱　薄荷三钱　天麻二钱　羚羊角二钱（另煎兑）　陈皮三钱　法半夏二钱　竹茹二钱　姜朴三钱　枳实三钱（炒）　槟榔三钱　焦三仙六钱

引用一捻金一钱分冲服。

〔按〕从左关弦数来看乃肝经之郁，郁久化热之象，脉右部沉滑，脉沉主里，又主水蓄，脉滑为痰，是有形之阴邪。其症有时头晕，食后作呕，也说明肝热上乘，胃蓄饮滞。针对病因采用清肝热、定头晕，降逆逐饮以调胃腑之方法。

方中以菊花、薄荷、天麻清肝经之风热，且能定肝热引起的眩晕。羚羊角色白入肝、肺二经，在清肝肺之热中确是妙药。陈皮、半夏、姜朴、枳实合用具有平胃和中，展气退胀之功，又能降逆定呕，所以在肝热蓄饮、头晕、恶心、木郁上逆、胃气失降时，用之甚效。本方陈皮和胃宽中，法夏降逆和胃，姜川朴以宽中焦而展气，枳实破气结而兼导滞，竹茹和胃止呕，槟榔化水邪而导积滞，焦山楂化肉食，焦神曲以化面食，焦麦芽以化稻谷之积又能通导胃肠，共为清肝热，降逆气，宽中导滞之功，故一药而愈。

方中最后，引用一捻金一钱五分，随汤药送服。考一捻金散，为六科准绝方，治小儿重舌、木舌。药用：雄黄二钱、硼砂一钱、脑子少许、甘草五分。研为细末用。

一捻金为临床小儿科常用药物，一般用于小儿蕴热口疮、重舌、木舌等症。因本品能清热化痰，故在痰热便秘时常用。北京地区药店甚多，配方也不一致，是否还加有清泄痰热之品也不一定，故录之以供参考。

在本方中何以用小儿清化痰热之药？余以为本药为儿科药品，又有效。用之副作用定微小，又可取效，这也是临床家经常运用的手法。为什么古人尚能临症变通用药，而今有人在教学中还是为教学而教学。如果不通过大量的临床实践，将自己临床所得再讲到书中去，那就再过一千年还是讲太阳病脉浮头痛……于治疗现代诸多疾患无益。必须既能介绍古人的思维，又能结合今天的科学时代，将中国医学提高地运用于临床，更好地造福于人类。

5. 肝郁气滞肢冷案

十二月二十八日亥刻臣张仲元、赵文魁请得老佛爷脉息，左寸关沉弦，右关沉滑。肝气郁遏，壅滞胃肠，以致心慌气短，四肢觉凉。谨拟调气和胃之法调理。

化橘红二钱　法半夏二钱　朱茯神四钱　炒杭芍三钱　青竹茹二钱　西洋参二钱（研冲）　朱麦冬三钱　霍石斛三钱　远志肉一钱五分　鲜青果七枚（打）水煎服

〔按〕病绝不可只从症状上来认识，必须深入，从本治疗，本者何？脉、舌、色也。本案症状是心慌气短，四肢发凉。粗看可能认证为中虚，心气不足。尤其是老佛爷，更要以补为主，不辨证，不细察，只从表象立法则大谬大误矣！今诊左寸关沉弦，右关沉滑，故不从中虚辨证，左寸关心肺肝胆，沉则主里，弦则为郁。右关脾胃之脉，沉滑者痰食积滞，非虚证也。一般虚衰之疾，脉必沉虚细弱，三部无力。想推测本案舌象必是舌红且干，心烦唇红，因方中用朱麦冬、霍石斛、远志肉、青果全是甘寒和阴之品。

本案认证为肝气郁遏，壅滞胃肠，形成肝郁致厥，这与中阳虚、气不足正好相反。故用西洋参、青竹茹、朱麦冬、霍石斛甘寒泄肝经郁热，兼以缓急。炒杭芍酸甘寒益阴折热以缓其热郁之急。法半夏有升清降浊之功，佐橘红为二陈和胃宽中以调达中宫，朱茯神、远志肉用以养心安神，求其安寐。引用鲜青果用其苦甘泄热而生津液。总之是以和阴折热为主，兼以养肝阴折虚热，调达气机，故用药一剂而痊。

二、宣统皇上脉案

1. 风热在中焦案

宣统十年正月初九日，赵文魁请得皇上脉息，左关右寸均浮，左寸右关略有数象。此风热在中焦，宜清散。

小生地四钱　浙贝母二钱　柴胡七分　生白芍三钱　花粉三钱　炒山栀一钱五分　酒炒黄芩一钱五分　枳壳一钱　甘草五分　麦冬二钱　鲜荷叶边一圈

正月初十日皇上脉象较昨日已见平和，唯寸关尚带数象，余热未净，宜清凉解散。

小生地四钱　枯芩一钱五分　薄荷叶八分(后下)　生白芍二钱　浙贝母二钱　泽泻一钱五分　知母一钱五分　直僵蚕一钱　甘草五分　炒山栀一钱　甘菊花二钱　竹沥半杯兑服

正月十一日皇上脉象两寸及左关略数,余均和平,宜用清润之剂以祛余热而生津液。

明玉竹三钱　酒芩一钱　知母一钱五分　生白芍二钱　小生地三钱　炒山栀一钱　浙贝母二钱　连翘一钱五分　花粉三钱　甘草五分

引用竹沥半杯。

正月十二日皇上脉息两寸右关略数,肺胃之间尚有余热未净,宜清解。

银花二钱　浙贝母二钱(碎)　泽泻二钱　连翘一钱五分　炒山栀一钱　薄荷叶八分　小生地三钱　直僵蚕一钱　甘草五分　麦冬二钱(去心)　花粉三钱

引用生青果五枚。

〔按〕第一诊:脉象左关(中焦肝胆之位)右寸(上焦肺为主)浮者,病在表位,属卫分;左寸(上焦心膈)右关(脾胃)略有数象,为有热。从脉象来分析,此为风热在上中二焦肺胃之部位。根据浮数之脉可以定为风热上犯,所以一定有头痛、恶风、咽干、舌红、苔白且干。本病不是着凉,没有浮紧脉,故当清散,不需解表。以清祛其热散疏其卫分。

宣统皇帝,素质阴不足,体瘦多火,热郁于内故头目胀痛,且干渴。方中用鲜荷叶边一圈,以其清头目而定风热之头痛。用浙贝母、柴胡以宣阳,同时用炒山栀苦泄心热，且能宣郁疏解而祛风热，炒黄芩、枳壳、甘草疏泄肺热，且宽气机，兼折其热。方中生白芍、花粉、生地、麦冬皆为甘寒育阴泄热之法也。

第二诊：脉象较昨日好转，已见平和，寸关尚带数象，此病已向愈，余热未清，病人理当舌红口干，心烦起急。所以，用清解法以清其余热，散其郁结，防其留邪。

方中用薄荷叶，辛凉清热以疏卫邪；浙贝母宣散风热之邪而止咳嗽；炒山栀苦以泄热，性宣疏卫，能升能降，热清郁宣则神安。黄芩、知母、菊花、生甘草皆属清风热以泄其火。热盛阴伤则当以和阴泄热，故用生地甘寒润燥，滋阴降火，生白芍甘酸寒养阴增液以折热。用僵蚕以清上焦之风热而定眩晕。泽泻通利水道而祛下焦之湿。

第三诊：正月十一日方，从脉象上看出，两寸及左关略数，余均和平，可能沉取有弦细之象，故断为阴不足为主，所以用清润之剂以祛余热而生津液。方中以甘寒育阴为主，药用明玉竹、生白芍、小生地以育阴清热为君，以炒山栀、浙贝母宣阳开郁以疏散上焦之风热为臣，黄芩、知母、连翘、花粉、甘草以清余热为佐使之品也，引用竹沥者以清化痰热，防其热盛喘咳。

第四诊：正月十二日从脉息两寸右关略数来看，乃肺胃之间尚有余热不清，若纯是阴伤则即愈，看来仍有热未净，或饮食失慎，胃热上蒸，肺受其灼，故两寸左关略数，仍当以清解方法。故方中改用银花、连翘、薄荷、浙贝、山栀、直僵蚕，以其清热疏风以宣其郁热也。麦冬、甘草、花粉、青果甘苦寒以泄上焦之热，泽泻利水道而通三焦。故服药即愈，若不慎忌口，仍有热势增重之虞。

2. 中州蓄饮，外受暑邪案

五月十四日戌刻，赵文魁请得皇上脉息，左寸关弦数，右寸关浮数。中州蓄饮，外受暑邪，以致头晕肢倦，时作呕逆，手心烧热，舌苔滑白。今拟清暑止呕化湿代茶饮调理。

藿香叶一钱五分　苏梗一钱五分　川连一钱五分（研）　陈皮二钱　腹皮子各二钱　木通一钱五分　条芩二钱　竹茹一钱

引用益元散三钱（包）、三仙炭各二钱。

〔按〕病属内有停饮，外受暑邪，“热得湿而愈炽，湿得热而愈横”，暑湿相合，弥漫上下，郁遏阳气，可见头晕、肢倦、呕逆诸症。治当清暑止呕，芳香化湿。药用藿香叶轻清走上，芳香解暑，兼能理气止呕，川连、条芩苦寒燥湿清热，苏梗、陈皮、腹皮理气宽中燥湿，竹茹清热止呕，木通、益元散清暑利尿，三仙炭消食导滞。合方代茶饮，以使三焦畅，湿热清而病解。

五月十五日赵文魁请得皇上脉息，左寸关弦数，右寸关浮象较减，右关仍觉滑数。暑邪微轻，唯中州湿饮尚盛，以致头晕、肢倦、湿热下行。今拟和中化湿代茶饮调理。

藿香梗二钱　粉葛二钱　茅术二钱（土炒）　陈皮二钱　赤苓皮三钱　猪苓二钱　扁豆三钱（炒）　川柏二钱　六一散三钱（包煎）　木通一钱

〔按〕药后暑邪渐解，中州湿饮尚盛，故仍有头晕、肢倦等征象，拟和中化湿法。遵循“通阳不在温，而在利小便”这一基本原则，药用赤苓皮、猪苓、扁豆、木通、六一散等健脾利尿；伍以藿香梗芳香化湿，理气和中；粉葛升阳;陈皮理气健脾;川柏清化湿热。合方代茶饮服,使湿有去路,邪热亦随之而祛,气机调畅,则病向愈。

五月十六日赵文魁请得皇上脉息,左寸关弦缓,右寸关滑而微数。诸证轻减,唯湿热未清,胃气欠和,今拟和胃化湿代茶饮调理。

赤苓皮三钱　扁豆三钱(炒)　苡米三钱(炒)　新会皮一钱　冬瓜皮二钱　壳砂六分　木通一钱

引用焦槟榔二钱、六一散三钱(包煎)。

〔按〕服药二日,诸证轻减,脉症合参,证属湿热未清,胃气失和,拟化湿和胃之法,邪去而正安,不可一味壅补。药用赤苓、扁豆、苡米健脾益气,淡渗利尿;木通、六一散利尿清暑;冬瓜皮肃肺化痰兼以通利小便;壳砂醒脾和胃;焦槟榔通畅肠腑。湿热去,气机调,胃气安和。

五月十七日赵文魁请得皇上脉息,左寸关弦缓,右寸关滑缓。诸症均愈,唯中焦浮热未清,今拟和中清热代茶饮调理。

赤苓皮二钱　扁豆三钱(炒)　新会六分(白去)　寸冬二钱(带心)　淡竹叶六分　栀皮一钱五分(炒)　木通一钱　水煎代茶

〔按〕调理数日,诸证均愈,唯中焦浮热未清,以清淡平和之品清热利湿,健脾和胃而收功。

3. 宣统皇上代茶饮方

中药水煎代茶饮是一种服药的形式,一般用于大病之后的调整阶段,或是平时没有大病而略施小方进行调理的方法。它是用小剂量,轻药煎汤代茶使用,既方便,又减少服药的痛苦,故取名为“代茶饮”。这种剂型不分头煎与二煎，也不要求每次必须喝多少。一般是轻剂，略煎，约 100～500ml 即可，随时代茶饮用之。

在清廷宫内先父经常用此法，进行保健调理用。出宫后，在民间治病时，先父多在大病愈后或慢性小恙时，用代茶饮方法进行调治，经过一段恢复之后，或用丸药、散药以缓调理。今录数方参考之。

宣统某年十月十五日寅刻皇上代茶饮方：

大生地四钱　杭芍四钱　归身三钱　五味子五粒　朱茯神四钱　丹皮一钱五分　泽泻二钱　陈皮一钱五分(白)　广木香一钱五分(研)　枣仁二钱(炒焦)　栝蒌皮三钱　苏梗五分

水煎代茶徐徐饮之。赵文魁谨拟。

从方药中推敲，大生地、杭芍、归身是四物汤去川芎，以养血育阴为主。五味子酸咸以收涩、敛阴，并加茯神、枣仁以安神。丹皮以凉血化瘀泄其虚热。泽泻祛湿利水兼泄虚热。用陈皮、木香、苏梗、栝蒌皮调气机以畅胸阳。总之，是养血补阴，养心安神，少佐理气之品，既能养血育阴以安心神，又能疏畅气机泄其虚热，故用本方代茶饮之。

同年十月十五日卯刻，照原方加姜川朴六分。

这是寅刻之后的一个时辰，就是上方服后 2 小时，再诊皇上脉象。可能是方中滋养药物略多，出现脘间闷胀，微有恶心，故于原方中加姜川朴六分。

同年十月十五日巳刻皇上代茶饮方：

生地黄四钱　杭芍四钱　归身三钱　丹皮二钱　赤茯苓二钱　莲心三分　醋柴胡五分　胆草三分　鲜

竹叶二十片　山药二钱(炒)　泽泻二钱　酒芩二钱

水煎代茶饮。

本方与上方不同点是：去茯神、枣仁、五味子，且加用莲心、醋柴胡、胆草、鲜竹叶、黄芩。说明皇上的热郁胆火之象明显，故改以苦泄折热之法。因为血虚阴分不足是其痼疾，所以仍用归、地、芍等养血之品。

同年十月十五日未刻皇上代茶饮方：

知母三钱　生石膏六钱　苦杏仁三钱　杭白芍三钱　枳壳二钱　炙香附二钱　麦冬三钱　五味子五分(搥)　鲜竹茹二钱　甘草梢五分

引用半夏一钱。

方中君以知母、生石膏，知其为热在阳明。杭芍、麦冬、五味子酸甘寒以泄热育阴。杏仁、鲜竹茹、甘草梢用以泄热和胃，利胆安神。方中香附、枳壳是理气分而通其便。加法半夏者是降逆和胃。总的看来，目前仍是胆火胃热为主，养心补血虽为本，仍为辅佐之用。

同年十月十五日申刻，仍照未刻原方，再进一剂。

同年十月十五日酉刻皇上代茶饮方：

干鲜生地各四钱　杭芍三钱　归身三钱　丹皮二钱　生石膏三钱　知母二钱　盐川柏一钱五分　浙贝母二钱　鲜竹叶二十片　泽泻二钱　莱菔子一钱五分(炒炭)　酒芩二钱　木香槟榔丸二钱(包煎)

水煎代茶饮。

从本方用药中可以清楚地看出，首用干鲜生地黄是以补肾、育阴、填补为主。生地味甘寒，增液、育阴，填补下元，固肾气；归、芍、生地是四物汤少川芎，补阴养血，若血足阴复则虚热自减。虚热灼阴，阴伤则火甚，虽是相火亢胜，但火胜之时，亦当苦泄折热，故方中用知母、生石膏以清气热，用竹叶、黄芩、黄柏泄其虚热，这只是一时的用法，俟热减仍以育阴为主。丹皮以凉血育阴；浙贝以宣郁，清心肺之热且能化痰；少用泽泻者以祛湿而泄虚热；因考虑有停滞故用莱菔子、木香槟榔丸以导滞通腑，祛其滞热。

同年十月十五日戌刻皇上代茶饮：

泽泻二钱　竹叶廿片　浙贝母三钱　橘红一钱五分　酒芩二钱　苏子五分（炒）　竹沥水二钱（兑）

从上方之药物看出，仍是宣肺化痰，兼泄湿热。竹叶、黄芩以清心肺之热，苏子以降逆除痰，浙贝母以宣肺疏表兼以祛痰，总之，全以清泄上焦肺胃之热，兼以化痰方法。

〔按〕寅刻之方乃养血补阴，益心气而安神，少佐理气之品。在同日 2 小时后，即卯时则加姜川朴六分以畅中焦。可能因服养血安神之剂后，出现脘间闷满或微有恶心，故增宽中之药。

经过两个时辰，4 小时后，巳刻之方生地、杭芍、归身、丹皮以养血，去茯神、枣仁、五味子养心之品，又加醋柴胡、胆草、竹叶、黄芩之泄肝药，这就说明皇上此时是肝胆郁热为主。寅刻之方专以养血安神就不太合适。

同天过了午时，到未刻，就是上方服后 4 小时，从方中可以推断，病情又有变化，故改用清阳明气热之白虎，加白芍、麦冬、五味子泄热育阴，杏仁、甘草、鲜竹茹以泄热和胃、利胆安神。总之，是改用清法少佐育阴之方。

接着未刻即申时，皇上病情脉象皆无大变化，脉仍有力，口干心烦、阵阵躁汗出等尚在，故仍照未刻原方，再进一剂。

同日酉刻，再行检查，从方测其脉证，看出邪热未退，阴液早伤，故用生地、杭芍、当归、丹皮以滋阴折热，并佐以清气热之品。

从戌刻增减用药来看，仍按未刻原方加泽泻以通水道，竹叶以清心热，浙贝母以宣肃化痰，酒芩、苏子、竹沥以清肃化痰清其热。

十月十五日寅刻、卯刻、巳刻、未刻、申刻、酉刻、戌刻共七方。在一天之中，经 7 次诊治，有时处方变化不多，有时也有明显变化，可以清楚地看出中医临床比较细致，辨证仔细，用药认真推敲，用药不必每日 1 付，每付 2 煎。中医文献中也能反映出这一情况。如吴鞠通在《温病条辨》中银翘散方按曰："病重者，约二时一服，日三次，夜一服；轻者三时一服，日二服，夜一服。病不解者作再服。"一日七诊既体现了清王朝对皇上的重视，更体现中医治病要根据病人的情况，再根据舌、色、脉、症的变化辨证论治。时时刻刻以病为根据，随时改变治疗的方针或方法，病变则药变，脉改则必有不同的病机，这才是中医治病的精髓所在，也是辨证论治的优越性，是非常科学的，疗效也是比较满意的。

十月二十六日皇上代茶饮方：

鲜干生地各三钱　杭芍三钱（炒）　寸冬三钱　知母三钱（生）　栝蒌四钱　酒芩二钱　枳壳一钱五分（炒）　法夏一钱五分　浙贝二钱　橘红一钱五分　赤苓二钱　泽泻二钱　竹沥水三钱（兑）　木香七分（煨）

甘草梢五分　鲜竹叶十片

水煎代茶。

〔按〕本方以干鲜生地为君药，方中的指导思想是填补下元；用杭芍之酸甘寒以养血育阴；天冬色白入肺，甘寒液多，故清心肺上焦之热；知母味苦性寒能清热解毒，入肺胃肾三经，滋阴降火，润燥滑肠；栝蒌仁开肺气而畅中焦，润便利膈；酒黄芩上走能泄肺热；浙贝母性能宣肺化痰；橘红、半夏二陈以降逆祛痰湿；木香以理气而止腹痛；赤苓、泽泻以祛湿利尿；甘草、竹叶以清心与小肠之热；竹沥为化痰清热之上品。本方是以培补肾阴为主，滋阴制火，润肺利膈，兼以化痰祛湿。

十月二十六日酉刻，改鲜干生地各四钱，浙贝三钱，法半夏一钱，加炙香附二钱、鲜石斛二钱。

〔按〕从增量干鲜生地各四钱不难看出，仍是加强填补肾阴，以泄虚热。加鲜石斛以增津液而泄虚火，因石斛味苦甘而泄虚热，增津液而补阴之不足。方中加炙香附者，以疏调气机而开其郁，凡是开郁疏气之药皆为辛燥之性，唯香附既能辛香开郁理气止痛，而性凉不燥，所以选它以助泄热。

十月二十六日亥刻皇上代茶饮方：

大生地三钱　白芍三钱　苏子一钱(研)　木香一钱五分(研)　溏栝蒌三钱　枳壳二钱　浙贝二钱　云苓二钱(研)　鲜竹叶二十片　陈皮二钱　苦梗二钱　酒芩一钱

水煎代茶。

〔按〕经过两个时辰之后，在亥时诊治改方，以生地、白芍养阴和血为君；浙贝母以宣阳开肺气；苏子以降逆气而降痰；木香疏调气机以缓痛；溏栝蒌以开胸痹而利肺气，通大肠且能润便；枳壳乃陈皮之未成熟者，开气之力较为有力，配合苦桔梗为枳桔汤，最开胸痹而利肺气；陈皮和胃理气机而宽中，佐枳壳之不及；酒黄芩以泄肺热；鲜竹叶以清心导赤。总之本方改成以调气机、宽胸阳为主，养血填补之力较上方差。

十月二十六日皇上漱口方：

生蒲黄一钱(包)　石膏三钱(生)　赤芍二钱　银花一钱　川锦纹一钱　川椒一钱　薄荷七分　食盐一钱(研)

水煎俟凉漱口。

〔按〕由于肾气不足，虚热上炎，故口腔作痛。前方养阴，俟肾阴复则虚火自熄，但皇上生活不能安心静养，故服药不少，各方照顾，仍然效果不太明显，乃以外漱口方法以缓解口腔疼痛。

十月二十七日子刻皇上代茶饮方：

生石膏五钱(研)　连翘三钱　元参四钱　没药二钱　蒲公英二钱　赤芍三钱　僵蚕二钱　薄荷一钱

水煎代茶。

〔按〕这个方子是以清胃热为主，所以首选生石膏甘寒微辛以清胃热。用连翘、蒲公英以清热解毒。元参咸寒以滋阴泄热。用赤芍之酸甘寒凉血化瘀泄热。方中之僵蚕、薄荷是疏风缓痛之药，用以清疏止痛，病本是肾虚，在胃热上扰之时，也必须治标，这是急则治标之理，但必须清楚，缓来仍当治本。

十月二十七日皇上漱口药方：

梅花点舌丹六粒(包研)　冰硼散三包(包)　银花

二钱　乳香二钱　生石膏四钱(研)　生蒲黄一钱(包)　川椒一钱五分　食盐一钱五分

水煎漱口。

〔按〕中医治疗口腔炎症，疗效比较满意，这是由于中医是在辨证论治的基础上选择用药的，不同的证，有不同的病机，选用的药味也不同，不是千篇一律用口腔清洁剂。例如：阴分不足，治以滋养为主；若是因热而起的口腔疾病，就以清热为主。总之，口腔的疾病仍须看脉、舌、色、症来分析应用。如：脉有力、舌红、口干，热为主时，当以清热为主；若舌苔根部厚黄糙老，腹胀，矢气恶臭，属胃家实热，当以攻腑泄热。若脉细弦滑数时，就应以甘寒泄热为主。若舌淡，脉虚热，面萎黄时，当然要考虑中阳不足，或是虚热上炎，是时用肉桂、黄连(交泰丸)方可奏效。要知道，并不是只凭采用凉、泄、清、养血、补阳、阴阳相交就可简单生效，还必须与疏调、疏化、清风、宣郁等方法结合起来应用方可，不然也是无效的。

本方是以生石膏、银花清热解毒。生蒲黄以活血化瘀。用乳香、川椒以止疼痛。用食盐降逆而泄虚热，且引热下行。方中梅花点舌丹与冰硼散都是止痛生肌之品。经过辨证论治，多方面照顾细致处理下，它的疗效肯定会好。

十月二十七日丑刻皇上代茶饮方：

生石膏五钱(研先煎)　橘红一钱五分　浙贝母三钱　丹皮二钱　赤苓三钱　苏子七分　知母三钱　炒山栀三钱　连翘二钱　白芍二钱　炙香附一钱五分　苦杏仁三钱　甘草五分　银花二钱　元参三钱　灯芯一子

〔按〕本方从生石膏、知母、连翘、银花、元参来看，仍是以清热为主，气分之热当未清除。丹皮、炒山栀、白芍、香附、杏仁、甘草，都是和阴、凉血，以泄虚热；浙贝母、苏子、橘红、竹沥水、灯芯是以降逆、宣郁、化痰兼以泄心热。总的看来，本证还是热伏于内，阴分不足，属于虚证。

十月二十七日酉刻皇上代茶饮方：

干鲜生地各四钱　生石膏四钱　知母三钱　枳壳二钱　橘红一钱五分　元参三钱　法半夏一钱　麦冬三钱　竹叶二十片　泽泻二钱　白芍三钱　酒芩二钱　浙贝三钱　苏子七分　甘草五分

引用竹沥水三钱（兑）、鲜石斛四钱。

〔按〕生地、生石膏、知母、麦冬、元参、白芍、鲜石斛配合应用，这说明肾阴不足，肺胃生热，所以清气之热与甘寒养阴共同应用。

十月二十八日戌刻皇上代茶饮方：

干鲜生地各四钱　归身三钱　杭芍三钱　元参三钱　生石膏五钱　知母三钱　竹叶二十片　浙贝二钱　炒栀仁二钱　酒芩二钱　寸冬三钱　花粉二钱　鲜石斛三钱　橘红一钱五分　礞石滚痰丸二钱（包煎）

〔按〕本病案用礞石滚痰丸二钱布包煎，说明是以清化痰浊兼导郁热为主，礞石是清化涤痰之品。黄芩、沉香等是清肺降气，是比较强烈之药。干鲜生地各四钱是以滋补肾阴兼甘寒泄热之品，又配以大队养血育阴之味，如归身、杭芍、元参、知母、寸冬、花粉、石斛等，全是滋补育阴以泄虚热。方中又有清胃热之生石膏、清心热之山栀和竹叶、清肺热之黄芩，并佐用橘红以和胃，同时可以防其寒凝。总之，本方是以育阴养血为主，同时也治其标热，乃标本兼顾之方也。

十月二十七日亥刻皇上代茶饮方：

干鲜地黄各四钱　归身三钱　杭芍三钱　生石膏五钱(先煎)　知母三钱　浙贝母三钱　橘红一钱五分　元参三钱　鲜石斛三钱　法夏三钱　酒芩二钱　赤苓三钱　鲜竹叶二十片　泽泻二钱　竹沥水三钱(兑)

赵文魁谨拟。

〔按〕一个时辰之后，也就是两个小时之后，症状无大变化，只是药味增加半夏三钱、赤苓三钱，竹叶改为鲜竹叶，以增其苦泄之功，加泽泻以利水泄其湿浊，去礞石滚痰丸是减其化痰导滞之猛，若正实邪实可攻，今皇上体弱多病，不可长期过用猛烈之药，故仍以养血育阴为主。

三、皇后脉案

1. 肝肺结热，外感风寒案

正月初五日赵文魁请得皇后脉息，左寸关微弦，右寸关浮滑。肝肺结热外感风凉，以致头闷肢倦，咽痛作嗽。今拟清热和肝理肺之法调理。

板蓝根一钱五分　连翘二钱　薄荷一钱五分　苏梗子各一钱　杏仁二钱(研)　赤芍二钱　元参三钱　黑栀子二钱　酒芩二钱　栝蒌四钱　陈皮一钱

引用鲜青果五个(打)、干寸冬三钱。

〔按〕平素肝郁不舒，日久化火内蕴，偶感风凉即成内外相引之势，肺卫郁闭，肝热结阻枢机不利，升降出入失和，气不畅达则热邪难清，故治疗应以清热调理肝肺气机并举，用药清透之中注意升降。方中连翘、薄荷清中寓有宣透之意；杏仁苦降且可宣阳，调肺之要药；苏梗子并用，宣降并调；栝蒌开肺之结气；陈皮调中焦滞气。上药共用，起调气机以助清热之作用。栀子炒黑，黄芩酒制，皆取其清热同时宣阳之功。板蓝根解热毒以利咽。元参育阴液以制阳邪。赤芍一味血分之药，凉血活血即可助清泄肝热，但毕竟不是血分证，故不可为主药。引用鲜青果以开肺肝结热，麦冬增液润燥以防火势增重。

2. 皇后代茶饮方

正月初六日皇后代茶饮方：

大青叶一钱五分　元参二钱　连翘二钱　花粉一钱五分　薄荷一钱　黄芩二钱　赤芍一钱五分　炒栀二钱　杏仁八分（炒）　鲜青果五个（打）　干寸冬二钱

水煎代茶。

〔按〕此案证属肝肺结热，外感风凉。煎药代茶频服，取其药力缓和且持久。本方以清热育阴之品为主，佐杏仁、青果以开结气，以方测证可知，热郁于内，日久有化燥伤阴之势。治以清透并举，泄热与养阴共施，煎汤频服，冀其郁热渐次透泄，阴液渐增，病起于渐，则去之亦渐。

正月二十八日申刻皇后代茶饮方：

南薄荷一钱　葛粉一钱　淡豆豉二钱　木通一钱　泽泻二钱　赤苓三钱　槟榔一钱　条芩二钱　鲜竹叶二十片　姜朴一钱五分　陈皮一钱五分

水煎代茶。

〔按〕此案证属肝肺结热，兼有新感。本方方义以清透疏泄为主，薄荷、葛粉、淡豆豉开其卫表，木通、泽泻、赤苓渗利下焦，姜朴、陈皮、槟榔通畅中下，3组用药共起斡旋三焦气机，调整升降出入之作用。气机既已调畅，稍加清泄则滞热便可透达，此即疏化之法，热邪留恋不清之证用之最宜。

二月十三日酉刻皇后代茶饮方：

大栝蒌二钱　姜朴一钱　陈皮一钱五分　赤茯苓三钱　泽泻二钱　川连八分(研)　甘草三分　新会一钱五分　赭石二钱(煅)　鲜竹叶二十片　木通一钱五分

水煎代茶。

〔按〕患者平素心情抑郁，肝气不舒，郁而化热。此热得之气郁，为胶滞之热，纯清之无益，须以调畅气机为先，顺势透达热邪，寓清泄于调理之中，调气以助祛邪，清泄滞热又是气机畅达之根本，两个方面协调并举，代茶饮以取缓图，意在使胶滞留恋之热尽除。方用栝蒌、姜朴、青皮3味疏郁宣上畅中；赤苓、泽泻、木通导下以开通，务使三焦通畅，气机升降自如；川连与竹叶清泄心肝之火，借三焦之通道由下而行，赭石重降以作导引，使火直趋下焦，而防其上炎。全方疏调中寓有清泄之意，治中有防，处处紧扣病机。

三月十四日午刻皇后代茶饮方：

杭白芍三钱　归身三钱　醋柴胡一钱五分　升麻五分(炭)　牡丹皮三钱　赤苓四钱　元参三钱　牡蛎三钱(生)　没石子二钱(研)　黑栀三钱　酒芩三钱　甘草五分

水煎代茶。

〔按〕观其方药，可测皇后之疾，多为肝阴不足，肝经郁热，热在血分。方中白芍、归身养肝阴；醋柴胡、升麻解肝郁；丹皮、赤苓、元参、牡蛎、黑栀、酒芩、甘草苦甘泄热以凉血；没石子味苦性温，《本草求真》称其能治一切虚火上浮、肾气不固之证，以其味苦性降，不为走泄，有收摄之功，本方中用之，多取其能降虚火上浮之力。诸药合用确有养阴凉血、疏肝泄热之功。

三月二十五日酉刻皇后代茶饮方：

大栝蒌四钱　胆草一钱五分　青皮一钱五分　薄荷一钱　赤茯苓二钱　粉葛一钱五分　连翘二钱　天麻一钱五分　郁李仁三钱（研）　枳壳一钱五分　大黄二钱　木通二钱

水煎代茶。

〔按〕肝热化火，肝火上炎，急当泄肝热，降肝火，以宣清窍。方中大栝蒌、胆草凉肝泻火；青皮、薄荷、赤苓、粉葛、连翘、天麻疏肝解郁，清热平肝；郁李仁性滑气降，枳壳下气宽中，大黄泄热通滞，木通导热利尿，诸药合用潜降肝经火热，从二便分消。

四月二十日酉刻皇后代茶饮方：

藿香梗四分　粉葛一钱　木通一钱五分　泽泻一钱五分　益元散二钱（包）　竹叶二十片　赤苓三钱　薄荷五分　煅赭石三钱　橘红一钱　花粉二钱

水煎代茶。

〔按〕肝热不解，心神不宁，当以疏肝调气导赤清心为法，故用藿梗、粉葛、薄荷、橘红疏肝调气；木通、泽泻、赤苓、益元散、竹叶导赤清心，也取“实则泻其子”之法，赭石、花粉镇肝和胃。

四月二十五日皇后代茶饮方：

粉葛根一钱五分　薄荷八分　连翘二钱　苏梗三分　赤茯苓二钱　木通一钱五分　竹茹二钱　川连六分(研)　益元散二钱(包)　酒芩二钱　赭石三钱(煅)

水煎代茶。

〔按〕法续四月二十日方，估计证变化不大，故仍用疏肝泄热，清心导赤为法。

五月初十日亥刻皇后代茶饮方：

酒胆草一钱五分　青皮一钱五分　杭芍二钱　丹皮二钱　夏枯草一钱　黑栀三钱　酒芩二钱　木通一钱　益元散二钱(包)　赭石二钱(煅)　泽泻二钱　元参三钱

水煎代茶。

〔按〕肝热不解，心火难降，故方中用酒胆草、青皮、杭芍、丹皮、夏枯草、黑栀、酒芩、赭石镇肝泄热，木通、益元散、泽泻、元参导赤清心，诸药合用，使心肝之热一同并解。

五月十二日子刻皇后代茶饮方：

青皮子一钱五分(研)　元胡二钱(炙)　姜朴一钱五分　枳壳一钱五分　杭白芍三钱　丹参二钱　黑栀二钱　蒌皮三钱　朱赤苓三钱　香附一钱(炙)　黄连八分(研)　赭石二钱(煅)

水煎代茶。

〔按〕肝热久不得解，气血同病，当以疏肝调气、泄热和血并重。方中青皮子、姜朴、枳壳、香附、蒌皮疏肝调气；元胡、白芍、丹参柔肝和血；黑栀、朱赤苓、黄连、赭石镇肝泄热，导赤清心，仍为心肝并治，气血并调之剂。

五月十三日戌刻皇后代茶饮方：

杭白芍三钱　黑栀三钱　抚芎一钱五分　丹皮二钱　腹皮子各二钱　木通二钱　赤苓四钱　条芩二钱　益元散二钱（包）　青皮三钱（研）　薄荷八分　赭石三钱（煅）

水煎代茶。

五月十四日皇后代茶饮方：

杭白芍三钱　归身四钱　莲心二钱　丹皮三钱　朱茯神三钱　炒栀三钱　酒芩三钱　醋柴一钱五分　焦枣仁三钱　赭石三钱（煅）　寸冬三钱（朱）　荷叶二钱（炭）　磁朱丸三钱（包）。赵文魁谨拟。

五月十七日亥刻皇后代茶饮方：

杭白芍三钱　黑栀三钱　醋柴一钱五分　丹皮三钱　荷叶炭二钱　酒芩三钱　升麻五分（炭）　棕炭二钱　珍珠母三钱　青皮二钱　沉香五分（研）　香附一钱（炙）

水煎代茶。

五月十八日戌刻皇后代茶饮方：

粉葛根二钱　薄荷一钱　杭芍三钱　丹皮三钱　腹皮子各二钱　姜连五分（研）　木香二钱（研）　黑栀三钱　没石子三钱（研）　醋柴一钱五分　木通二钱　陈皮三钱

水煎代茶。

〔按〕五月十三日至十八日代茶饮方，立法皆宗丹栀逍遥之意，因证化裁。以方测证，多有肝郁血虚发热证。若兼小便不利，腹胀满者，加木通、赤苓、益元散清热利湿，青皮、赭石、腹皮子利气除胀满（如十三日方）。若心神不安者，用莲心、枣仁、朱茯神、磁朱丸养心清热安神（如十四日方）。兼少腹坠胀，经水不调者，加香附、沉香理气调经，升麻举陷，荷叶炭、棕炭止血（如十七日方）。若兼表邪不解，内陷阳明者，加葛根、黄连、木香等，有葛根芩连合芍药汤之意。观诸方立法灵活，处方严密，药治准确，值得学习。

四、端康皇贵妃脉案

宣统十二年端康皇贵妃脉案

1. 肝胃有热，略感风邪，牙龈肿痛案

正月初二日，赵文魁等请得端康皇贵妃脉息，左关弦数，右部沉滑。肝胃有热，略感风邪，以致牙龈肿痛便秘烦急。今议用化风清肝调胃之法调理。

荆芥穗三钱　防风三钱　薄荷二钱　甘菊三钱　次生地六钱　玄参六钱　胆草三钱　赤芍四钱　生石膏六钱（研）　炒栀四钱　枳壳四钱　栝蒌六钱

引用酒军三钱。

漱药方：

川羌活二钱　防风二钱　细辛六分　红花二钱　生石膏四钱　银花二钱　食盐二钱

水煎兑醋少许，随时漱之。

〔按〕本案为素体肝胃郁热，兼感外风，致风火热邪上壅，龈为胃之络，故见牙龈肿痛。胃热则便秘。肝热则烦急。脉左关弦数，右部沉滑，为肝胃郁热之象。证属内外同病之实热证。治当表里同治以疏风清肝调胃之法。

用荆芥穗、防风、薄荷疏散外风；甘菊、胆草泄其肝热；石膏、炒栀、枳壳、瓜蒌、酒军泻胃腑之热，合而治之于内。以胃为多气多血之腑，肝为藏血之脏，故用赤芍、生地、玄参凉血消肿。更配合治用漱口汤方治疗局部牙龈肿痛，其方义亦在于疏风散热消肿。唯方中用细辛，其性虽热然配于大队清泻药中，可远其热性而取其辛味，《本草备要》谓之“辛散浮热，故口疮喉痹、鼻渊齿痛者宜之。”

2. 肝胃结热，稍感风凉案

正月初七日，赵文魁等请得端康皇贵妃脉息，左寸关弦数微浮，右部略滑。肝胃结热，稍感风凉。今议用清表调胃舒化之法调理。

荆芥穗三钱　防风三钱　薄荷二钱（后下）　甘菊三钱　鲜石斛四钱　花粉四钱　酒芩三钱　炒山栀三钱　酒胆草三钱　栝蒌六钱　枳壳四钱　酒军三钱

引用郁李仁四钱（研）、橘红三钱。

〔按〕左寸关弦数微浮，浮脉主表，属卫分证，弦数为肝阳有余之象，右部略滑，亦是积滞结热表现。脉案中虽未详谈及症状，以脉测症，当有身热、微恶风寒等表证，和头痛、口渴、心烦、胸胁痞闷不舒、大便干结等热郁之证。舌质或红，或舌边尖红，苔薄黄或黄腻。治疗上，一则轻清宣解，以祛外风；一则寒凉泄降，以除郁热。气机调畅，外风得散，邪有出路，则诸症向愈。

方中薄荷辛凉清疏，与辛温之芥穗、防风共用，加强其宣散疏解之力。石斛、花粉，甘寒清胃，生津止渴。栀子苦寒泄热，以利三焦，配伍甘菊、酒芩、胆草，疏利肝胆，解其郁结之热。栝蒌、枳壳、橘红，宽胸散结，理气和络。引用郁李仁、酒军，导滞通腑，使肝胃结热从下而行。

诸药配伍，使上焦得开，中焦调畅，下焦通利，共奏清表调胃舒化之功。

3. 肝经有热，胃蓄湿饮，胸膈堵满，头痛案一

二月二十三日午刻，赵文魁请得端康皇贵妃脉息，左寸关弦数，右关沉滑。肝经有热，胃蓄湿饮，以致胸膈堵满，有时头痛。今拟清肝调胃化饮之法调理。

青皮子三钱（研）　香附三钱（炙）　栝蒌八钱（捣）　醋柴胡一钱五分　腹皮子四钱　羚羊角一钱五分（先煎）　萸连二钱（研）　丹皮三钱　生石膏六钱　枳壳三钱　酒军三钱　胆草三钱

引用薄荷二钱、橘红络各三钱。

〔按〕湿饮与热合而为病，最难解化。非是药不对证，实乃人为之故。嗜肥食甘，人之常情，情志不遂，在所难免。肥甘之味生湿蕴热，既助湿渍又长热势；忧郁气结，升降出入受碍，湿饮与热欲出而何以取道？察贵妃自正月初三日以来，病证总属胃饮肝热，主法用药紧扣病机，理应收效且能持续，今所以不愈者，恐系生活调养不当所致。俗有："病须三分治七分养"之语，很有道理。

本案用方仍宗前法，舒理气机，清肝和胃兼化湿饮，唯石膏性辛甘大寒，一般说虽清热之力较胜，但有碍化湿，今用量不多，似属恰当，若体差、气虚、热轻时似以不用为好。

4. 肝经有热，胃蓄湿饮，胸膈堵满头痛案二

二月二十四日，赵文魁请得端康皇贵妃脉息，左关沉弦，右关沉滑，肝热轻减，唯气道郁结未舒，以至午间头痛，胸膈间作痛。今拟和肝调气拈痛之法调理。

青皮子三钱　香附三钱（炙）　台乌药一钱五分

元胡六钱（炙） 杭白芍三钱（生） 萸连二钱（研） 羚羊角一钱五分（先煎） 枳壳三钱 佛手柑三钱 栝蒌六钱（捣） 橘红三钱 军炭三钱

引用霜桑叶二两、醋柴胡一钱。熬汤煎药。

〔按〕单纯气郁，疏之不难，若因邪滞而致气机郁结，疏气与祛邪并用才能收效。本案病已日久，初因气郁而化热、生湿，湿与热留恋不去，反致气郁。湿饮不除，郁结难开，热虽暂减，终因湿滞复又蕴生。湿热蕴郁，日久由气及血，致使络脉失和，头胸作痛。方中仍以青皮子、香附、元胡、枳壳、佛手柑疏理气机，诸药借柴胡之引，直入肝经，治在中上。桑叶疏风清上明目故定其眩。又以台乌药行气通经，治在下焦，气分之药已备。萸连、羚羊角清泄肝热，杭芍养血柔肝，疏中有养，体用兼顾。霜桑叶轻宣上焦，善走肺络。军炭活瘀，通行十二经，此活络拈痛之药也。全方仍立足于气、血、湿、热，清宣分化，看似平常，实则用心良苦，非医林高手而难为。

5. 肝经有热，扰动神明，头晕心烦案

三月初八日，赵文魁请得端康皇贵妃脉息，左寸关弦数，右寸关滑而近数。肝经有热，扰动神明，以致头晕心烦，夜寐不安，胸膈满闷，中气欠调。今拟育神清肝之法调理。

生杭芍四钱 青皮三钱（子研） 元胡三钱（炙） 香附三钱 牡丹皮四钱 羚羊角一钱五分（先煎） 枣仁三钱（焦） 萸连一钱五分（研） 煅赭石六钱 牡蛎四钱（生） 生栀仁四钱（研） 酒军二钱

引用橘红三钱、冬桑叶一两，熬汤煎药。

〔按〕肝主升发，阳热最易亢张，浮阳上扰神明，以致心烦头晕，是肝病及心，心肝同病之证。肝经有热为本，神明受扰为标，治当首泄肝热，次安心神。方中生栀、羚羊角清泄肝热又平心火，是一箭双雕之法。青皮、元胡、香附舒理肝经气分，丹皮、酒军调其血分，共建肝用；杭芍养血育阴以护肝体。赭石、牡蛎质重潜降，引浮热下达归于安位。枣仁、萸连二味治在心肝，清心火以除扰神之因，安心神而复神明之用，是治标之专药。引用桑叶轻清宣上，使诸药轻灵活泼而不致凝滞，橘红和中运诸药各达病所。药遵法遣，正与病机丝丝入扣，甚为组方之师。

6. 肝经有热，胃蓄湿饮，胸满呕恶案一

三月二十七日戌刻，赵文魁请得端康皇贵妃脉息，左关弦数，右关沉滑。肝经有热，胃蓄湿饮，以致时作口渴胸满呕恶。今取清肝调气化饮之法调理。

杭白芍四钱　青皮三钱　姜朴三钱　栝蒌六钱（捣）　腹皮子四钱　姜连二钱（研）　丹皮四钱　酒芩四钱　清夏片三钱，枳壳三钱（炒）　酒军二钱　橘红三钱

引用郁李仁三钱、焦楂四钱。

〔按〕脉左关弦数主肝经郁热，右关滑而沉为中州停饮。湿饮内停，水津不布，而见口渴；阻遏气机，升降失调，故见胸满呕恶。病在肝胃，治之以杭芍、丹皮、黄芩清泄肝热。姜朴、枳壳、大腹皮调中行气，使气行则湿化。栝蒌、橘红、清夏、姜连合而清化中焦之热饮。引用郁李仁，《本草纲目》谓之可"下气利水"，而焦楂则有"清痰饮"之功，两者均可增强本方化饮之力。在药物炮制上，使用姜连、姜朴，二者均以姜汁炮制，因姜具有散饮之功，此功从《金匮》治饮诸方中可见一斑。

7. 肝经有热，胃蓄湿饮，胸满呕恶案二

三月二十八日，赵文魁等请得端康皇贵妃脉息，左关弦数，右关沉滑。肝热欠清，湿饮未净，以致胸满作恶，日晡肢倦。今议用清肝调脾化饮之法调理。

大生地八钱　杭芍四钱（生）　归身四钱　羚羊角一钱五分（先煎）　酒胆草三钱　姜连三钱（研）　橘红四钱　姜朴三钱　青皮二钱　溏栝蒌六钱（捣）　香附四钱（炙）　酒军三钱

引用清半夏四钱、郁李仁三钱。

〔按〕脉症如前，可见为药力不足，所以方中加重泻肝胃之品。调肝泄热用羚羊、胆草、生地、白芍、归身、青皮、香附，体用相合，以利肝气调达，可助水饮之布散；泻胃则用大黄与半夏、厚朴、橘红等合用，去其饮热胶结之势。

8. 肝经有热，胃蓄湿饮，胸满呕恶案三

三月二十九日，赵文魁等请得端康皇贵妃脉息，左关渐缓，右关略滑。肝热轻减，湿饮渐化。议用和肝清热平胃之法调理。

大生地六钱　杭芍四钱　归身四钱　炒栀四钱　酒胆草三钱　黄连二钱（研）　栝蒌六钱（捣）　青皮三钱　炒枳壳四钱　橘红三钱　茅术三钱（炒）　槟榔四钱

引用焦三仙六钱、郁李仁四钱（研）。

〔按〕脉症得缓，治后肝热轻减，湿饮颇化，仍守上法，处方减其制而施，去羚羊、大黄，加茅术、焦三仙以顾护中焦后天。

9. 肝经有热，胃蓄湿饮，胸满呕恶案四

四月初二日，赵文魁等请得端康皇贵妃脉息，左关渐缓，右关滑缓。诸证均愈，唯肝热尚欠调畅，今议用和肝清上调中之法调理。

甘菊花三钱　薄荷三钱　玄参四钱　生地六钱　生杭芍四钱　胆草三钱　抚芎三钱　栝蒌六钱（捣）　炒枳壳四钱　萸连二钱（研）　花粉四钱　酒军三钱

引用郁李仁四钱（研）、生栀仁四钱（研）。

〔按〕病情已基本痊愈，善后调理仍当前后互参，用药仍守清肝和中化饮，其大义如前。

纵观整个辨治过程，可见治饮当明寒热之性，寒饮固当温化，但热饮则宜清化。本证为肝胃不和，饮热互结，前后均守清肝调中化饮之大法。

10. 肝阳结热，胃气欠和，胸闷口渴案

四月十六日酉刻，赵文魁请得端康皇贵妃脉息，左关沉滑，右寸关滑数。肝阳结热，胃气欠和，以致胸闷口渴，食差神倦。今拟用清肝快脾化饮之法调理。

大栝蒌六钱　胆草三钱　萸连二钱（研）　青皮子三钱（研）　郁李仁四钱（研）　壳砂八分　酒军三钱　炒稻芽四钱　腹皮子四钱　枳壳三钱

引用橘红三钱、赤苓皮四钱。

〔按〕病起于情志致郁，肝郁克伐脾土，为病在于肝脾。脉象左关候肝，沉主里，弦主郁，沉弦并见，气郁结深，右寸关滑而近数。脾湿胃饮内聚，浮热已现。治当调肝快脾双管齐下，胃湿与肝热兼顾，而重在调气，气机一旦畅通，湿可化，热可散，则可解除木土不和之机。方中集栝蒌、青皮子、砂壳、腹皮子、枳壳诸畅气机之品于一处，旨在开通上下内外，气行之处，湿与热俱解。胆草、萸连清泄肝热浮火，酒军领药下达，又给邪热予出路。引橘红、赤苓皮化湿和胃，炒稻芽味香以醒脾，并助脾运。

11. 肺胃有热，肝气欠调，牙龈肿痛案一

五月初十日戌刻，赵文魁请得端康皇贵妃脉息，左寸关弦数，右寸关滑数。肺胃有热，肝气欠调，以致牙龈肿痛，肢臂抽疼。今拟清肝理肺活络之法调理。

川羌活二钱　防风二钱　薄荷二钱　僵蚕四钱（炒）　生石膏六钱（研）　赤芍四钱　元参四钱　寸冬四钱　橘红络各三钱　枳壳三钱　酒军三钱　条芩四钱

引用栝蒌六钱（捣）、川柏四钱。

〔按〕牙龈肿痛多究于火，火有虚火实火之别。实火者外感风热之邪，或肺胃蕴热，或肝火炎上。虚火则肝肾阴虚火旺。此案和正月初二日脉案病机相似，病起于肝郁化火，肺胃蕴热，外兼有风热之邪上攻。其病总在中上二焦有热，故脉见寸关弦数或滑数。肢臂抽疼实因风邪阻络，络脉不和而成。施治大法不外疏风散热，清热理中。案中"清肝理肺活络"即是外散风热，内清里热的意思。风得去，火得降，自然活络和顺，肿痛消退。方中羌活配防风理风去肢节疼痛；薄荷、僵蚕疏风清热治牙龈肿痛；石膏、寸冬理肺胃蕴热而生津止渴；赤芍、玄参清血分之热，血热清，热毒得解，则疼痛可缓；条芩、黄柏、酒军旨在加强清热的力量；因病家素有痰热内蕴，故用枳壳、瓜蒌、橘红络行气化痰通络。诸药之用，共奏散风清热化痰之功，其病可望得除。

12. 肺胃有热，肝气欠调，牙龈肿痛案二

五月十一日，赵文魁请得端康皇贵妃脉息，左关弦数，右寸关滑数，肺胃结热，肝气欠舒，以致牙龈肿痛，肢倦烦急。今议清上疏肝调胃之法调理。

荆芥穗三钱　薄荷三钱　防风三钱　葛根三钱　生石膏八钱（研）　赤芍四钱　连翘四钱　银花四钱　炙香附六钱　青皮六钱　胆草四钱　枳壳四钱

引用夏枯草三钱、酒军三钱、栝蒌六钱（捣）。

〔按〕此接上案继用清解肺胃方法。因虑病家素有肝郁不遂之疾，故加用疏解肝郁之品，如香附、青皮、夏枯草之类；用微温之芥穗易羌活，有疏散之功而无助热之虞。观全方之药物配伍紧扣肝、肺、胃和风、热、痰，非阅历深者不能为之。

13. 肺胃有热，肝气欠调，牙龈肿痛案三

五月十二日，赵文魁请得端康皇贵妃脉息，左关弦而稍缓，右关滑数。肝气渐和，唯肺胃湿热尚盛，以致口渴烦急，龈肿头痛。今议用清上调中化湿之法调理。

甘菊花四钱　荆穗三钱　薄荷三钱　川芎三钱　生石膏一两（研）　胆草四钱　生栀六钱（仁研）　条芩六钱　溏栝蒌八钱（捣）　枳壳六钱　酒军三钱　郁李仁三钱（研）

引用西瓜翠衣熬汤煎药。

皮肤作痒擦药方：

炒僵蚕三钱　薄荷一钱五分　羌活三钱　防风三钱　六一散四钱　赤芍三钱　轻粉一钱　青盐三钱

共研细面布包擦之，五月十八日赵文魁谨拟。

〔按〕药后脉息弦象稍缓，是知药力已行为肝气转和之征，唯肺胃湿热尚未得尽除，仍仿上法而重调中化湿。

观方中药物实以清热燥湿为主，因其湿热之得全是于饮食肥甘厚腻辛辣之品，故调中不在补虚。

擦药方由疏风清热化湿之品组成。据方测证，当为外有风热之邪侵犯表卫，内有湿热蕴郁，与风热之邪交阻络脉，络脉不和，而见皮肤瘙痒，甚有红疹。

14. 肺胃有热，风湿外搏，皮肤作痒案一

五月十九日，赵文魁请得端康皇贵妃脉息，左寸关浮数，右寸关滑数。肺胃有热，外受浮风，以致风湿外搏皮肤作痒。今拟化风清肺胃之法调理。

荆芥穗三钱　防风三钱　白芷三钱　独活三钱　全当归六钱　赤芍四钱　连翘四钱　黑栀四钱　生石膏六钱(研)　枳壳三钱　酒军三钱　苦参三钱

引用炒茅术三钱、川柏三钱。

〔按〕病家肺胃素有蕴热，此又感受风湿之邪，故脉见浮、滑数，因其有蕴热，故须清热，又因有风湿外搏，故又须疏风胜湿。此案旧疾复加新病，故治以去新病为先，兼治其内蕴之湿热。方用防风、芥穗、白芷、独活疏风胜湿，用苦参、黄柏清热燥湿，祛风止痒。引用茅术意在健脾燥湿；余药之用，旨在清化肺胃之热，如此清热疏风化湿之法备，故痒疾可除。

15. 肺胃有热，风湿外搏，皮肤作痒案二

五月二十日，赵文魁等请得端康皇贵妃脉息，左寸关浮数，右部沉滑。浮风渐解，肺胃湿热未清。今议用化风清热除湿之法调理。

川羌活三钱　荆穗三钱　防风三钱　薄荷三钱　粉葛根三钱　秦艽六钱　赤芍四钱　双花四钱　生石

膏八钱（研） 川柏六钱 苦参四钱 酒军三钱

引用枳壳四钱、条芩六钱。

端康皇贵妃擦药方：

炒僵蚕三钱 防风三钱 羌活三钱 薄荷三钱 地肤子三钱 蛇床子三钱 青盐四钱 苦参四分

共研细面布包擦之。

〔按〕此接十九日案，病机基本同前，风邪稍解，而湿热未清，故仍议用化风清热除湿方法。其风邪在上，故用羌活易独活；风药中用薄荷易白芷且加粉葛根，因为风热之邪上攻，不宜多用辛温之品，以防其助热化火；其湿热在下，故用黄柏、苦参以清利下焦湿热，用枳壳旨在辛开苦降助诸药化湿热，用秦艽祛风湿、舒筋络且除内虚之热。擦药方有疏风清热，燥湿杀虫之功。据方测证，当有头痛、发热、身痒阴痒、心烦口渴、腹胀纳差、口苦、舌红苔黄腻。

16. 肺胃有热，风湿外搏，皮肤作痒案三

五月二十一日，赵文魁等请得端康皇贵妃脉息，左关浮滑，右部滑缓。诸证均愈，唯风湿未净，胃热欠调。今议用化风清热调胃之法调理。

川羌活三钱 荆穗三钱 防风三钱 秦艽六钱 白鲜皮四钱 花粉四钱 川柏四钱 生地八钱（次） 生石膏一两（研） 酒军三钱 枳壳四钱 条芩六钱

引用薄荷三钱（后煎），西瓜翠衣煎汤熬药。

〔按〕药后脉见滑缓，乃向愈佳兆。今脉虽见缓滑，唯风湿未净，胃热欠调，故仍议用化风清热调胃之法，方中药物组成基本同前，用白鲜皮苦寒入脾胃除湿止痒。

17. 肺胃有热,风湿外搏,皮肤作痒案四

五月二十二日,赵文魁等请得康端皇贵妃脉息,左关浮滑,右部渐缓。诸症均愈,唯皮肤作痒。今议用祛风清热化湿之法调理。

川羌活三钱　荆穗三钱　防风三钱　秦艽六钱　酒归尾六钱　赤芍四钱　丹皮四钱　银花四钱　生石膏八钱(研)　枳壳三钱(研)　酒军四钱　川柏四钱

引用郁李仁四钱(研)、蝉衣三钱。

端康皇贵妃擦药方:

川羌活三钱　防风三钱　蛇床子二钱　红花三钱　大青盐六钱　苦参四钱　地肤子二钱

共为细末兑梅花点舌丹十粒,再研,罗布包擦之。

〔按〕此案病机同五月二十日案,而病情稍缓,方药分析可参前。方中梅花点舌丹是清热解毒之方,一般可用于疮疡,或外用。

18. 肺胃有热,风湿外搏,皮肤作痒案五

五月二十三日,赵文魁等请得端康皇贵妃脉息,左关渐缓,右部滑缓。诸证均愈,唯湿热稍有未清。今议用清热调胃化湿之法调理。

荆芥穗三钱　薄荷三钱　防风三钱　独活三钱　生石膏八钱(研)　花粉四钱　川柏四钱　小生地六钱　全归六钱　栝蒌六钱(捣)　枳实三钱(研)

引用酒军四钱、郁李仁三钱(研)。

19. 肝胃有热,气道欠调,胸胁堵满案一

六月初五日,赵文魁请得端康皇贵妃脉息,左关略弦,右部滑而近数。肝胃有热,气道欠调。今拟用疏肝调胃化湿之法调之。

炙香附四钱　青皮三钱　胆草三钱　栝蒌八钱(捣)　小枳实三钱(研)　栀子四钱(生研)　台乌三钱　茅术四钱(炒)　腹皮子四钱　川柏四钱　锦纹四钱　甘菊三钱

引用薄荷三钱(后煎),西瓜翠衣熬汤煎药。

20. 肝胃有热,气道欠调,胸胁堵满案二

六月初六日,赵文魁等请得端康皇贵妃脉息,左关渐缓,右部滑缓。诸症均愈,唯肝胃余热未清。今议用照原方加减调理。

炙香附四钱　青皮三钱　瓜蒌八钱(捣)　黄芩四钱　生地黄四钱(研)　胆草三钱　川柏三钱　茅术四钱(炒)　清夏片四钱　枳壳四钱　锦纹三钱　甘菊三钱

引用薄荷二钱,西瓜翠衣熬汤煎药。

端康皇贵妃清热化痰膏:

大生地一两　杭芍一两(生)　元胡粉六钱　橘红八钱　溏瓜蒌二两(捣)　枳壳八钱　一捻金四钱　花粉一两　法半夏六钱　青皮八钱　生栀仁八钱　黄芩八钱　炒茅术六钱　芦荟八钱　川黄柏八钱　军炭六钱

共以水煎透去渣,再熬浓汁,兑梨膏十二两收膏,每服1匙,开水送。

〔按〕素体痰湿壅盛,更兼情怀不遂,郁久化热,痰热互抱,阻碍气机,是以有脉弦且兼滑数,治宜疏肝解郁,理气化痰清热。观方中药物与法合拍,故一剂即获显效。此案之妙在于肝胃同治,痰热同治,尤重气机升降。

21. 肺胃结热,中州蓄饮,滞热下行案一

六月二十六日未刻,赵文魁请得端康皇贵妃脉息,左关弦数，右寸关滑数。肺胃结热，中州蓄饮，以致身肢酸倦，滞热下行。今拟清热调中化温之法调理。

藿香叶三钱　粉葛三钱　苏叶三钱　陈皮三钱　炒茅术四钱　木香二钱(煨)　姜朴三钱　法半夏四钱　六一散六钱(包)　枳实三钱(研)　锦纹三钱　川柏四钱

引用郁李仁四钱(研)，西瓜翠衣熬汤煎药。

22. 肺胃结热，中州蓄饮，滞热下行案二

六月二十七日，赵文魁请得端康皇贵妃脉息，左关弦缓，右关沉滑。诸证均愈，唯湿热尚未调畅，今拟照昨方加减调理。

藿香梗二钱　粉葛三钱　苏梗二钱　陈皮三钱　生石膏六钱(研)　知母四钱　竹叶三十片　鲜茅根四钱　炒枳壳三钱　酒军三钱　法半夏三钱　川柏四钱

引用栝蒌八钱(捣)，西瓜翠衣熬汤煎药。

23. 肝阳有热，气道欠调，胸膈阻满案

六月二十九日，赵文魁请得端康皇贵妃脉息，左寸关弦数，右寸关滑沉。肝阳有热，气道欠调，以致胸膈阻满，身肢倦酸。今拟清肝调气化湿之法调理。

全当归六钱　杭芍四钱　抚芎二钱　丹参四钱　炙香附四钱　木香三钱(研)　青皮四钱　元胡三钱　炒茅术四钱　川柏三钱　艾炭一分　台乌二钱

引用泽兰叶三钱、黑栀四钱。

24. 肝热较轻，气滞湿饮欠畅，胸膈阻满案一

七月初一日，赵文魁等请得端康皇贵妃脉息，左关尚弦，右部沉滑。肝热较轻，唯气滞湿饮欠畅。今议用疏肝清热化饮之法调理。

炙香附四钱　青皮三钱（研）　木香三钱（研）　栝蒌八钱（捣）　大生地六钱　杭芍四钱（生）　全当归六钱　黑栀四钱　牡丹皮六钱　胆草三钱　枳壳四钱（炒）　锦纹三钱

引用腹皮子四钱、郁李仁三钱（研）。

25. 肝热较轻，气滞湿饮欠畅，胸膈阻满案二

七月初二日，赵文魁等请得端康皇贵妃脉息，左关渐缓，右关略滑。诸证均愈，唯胃气尚欠条畅。今议用清肝调胃之法调理。

炙香附四钱　青皮三钱（研）　木香二钱（研）　栝蒌八钱（捣）　大生地六钱　杭芍四钱（生）　胆草三钱　黑栀六钱　小枳实四钱（研）　锦纹四钱　川柏四钱　焦楂六钱

引用腹皮子四钱、郁李仁四钱（研）。

照六月初六日清热化痰膏原方加香附一两。

〔按〕病家素有痰热内蕴，肝失条达，胃土不和，时值盛夏，湿困中州，脾阳不运，故身肢倦怠酸乏。先以化湿调中清热之法使湿开热化，一俟湿开热化，则进疏肝清热化饮之品疏化痰热郁滞。上述诸案正是按着这样的层次逐步深入治疗，体现了“急则治其标（新感），缓则治其本”的精神。

26. 肝阳结热，气滞停饮，胸闷作痛案一

八月十四日申刻，赵文魁等请得端康皇贵妃脉息，左寸关弦数，右寸关滑而近数。肝阳结热，气滞停饮，以致胸腹满闷，左胁作痛。今议用疏肝拈痛化饮之法调理。

炙香附四钱　青皮四钱　台乌三钱　枳壳三钱　溏

栝蒌八钱（捣） 法半夏四钱 萸连二钱（研） 元胡三钱（炙） 生杭芍六钱 胆草三钱 焦楂六钱 酒军三钱

引用腹皮子四钱、沉香六分（研）。

27. 肝阳结热，气滞停饮，胸闷作痛案二

八月十六日，赵文魁等请得端康皇贵妃脉息，左关弦缓，右关滑而近缓。肝热轻减，唯气道欠畅。今议用疏肝调气之法调理。

炙香附四钱 青皮四钱（研） 木香二钱（研） 枳壳三钱 溏栝蒌八钱（捣） 炒栀四钱 条芩三钱 姜连一钱五分 生杭芍六钱 胆草三钱 楂炭六钱 酒军二钱

引用腹皮子四钱。

28. 肝阳结热，气滞停饮，胸闷作痛案三

八月十七日，赵文魁等请得端康皇贵妃脉息，左关沉弦，右关沉滑。诸证均愈，唯湿热尚欠舒化。今议用和肝清热调中之法调理。

炙香附四钱 青皮三钱（研） 栝蒌八钱（捣） 石膏八钱（生研） 腹皮子四钱 炒栀四钱 胆草三钱 楂炭六钱 小枳实三钱（研） 锦纹三钱 郁李四钱（仁）

引用炒稻芽一两、橘红四钱（老树）。

29. 肝胆结热，气滞停饮，胸闷作痛案四

八月十八日，赵文魁等请得端康皇贵妃脉息，左关沉滑，右关沉滑。诸证均愈，唯气道尚欠和畅。今议用和肝调气之法调理。

杭白芍四钱 归身四钱 萸连二钱（研） 壳砂一钱五分（研） 腹皮子四钱 栝蒌四钱（捣） 青皮三钱（捣） 橘红三钱（老树） 炒枳壳三钱 香附三钱（炙） 炙草一钱

引用炒稻芽六钱、炒栀三钱。

〔按〕贵妃之体，素罹肝郁。肝气郁滞，久生郁热；肝失疏泄，水湿不布，凝生痰饮，停于胸胁则为满闷，胁肋为肝之布野，肝郁气结，不通则痛，肝左肺右，故见左胁作痛。脉见弦数、滑数，郁热停饮之征。病起于情志不遂，气机不调，故治重在肝，理气止痛，兼以化饮之法。所以药物以疏解肝郁、清化痰热之品为主。药病合拍，是故药效殊显。

30. 肝阳结热，湿滞欠调，胸闷作痛案五

八月二十六日酉刻，赵文魁请得端康皇贵妃脉息，左关弦而近数，右寸关滑数。肝阳结热，湿滞欠调，以致胸膈满闷，腿膝酸痛。今拟清肝活络化湿之法调理。

炒栀皮三钱　香附三钱（炙）　橘红三钱　枳壳三钱　焦槟榔三钱　姜连二钱（研）　条芩四钱　瓜蒌八钱（捣）　焦楂炭八钱　酒军三钱　牛膝四钱

引用焦稻芽一两、莱菔炭二钱（研）。

31. 肝阳结热，湿滞欠调，胸闷作痛案六

八月二十七日，赵文魁请得端康皇贵妃脉息，左关弦而近缓，右关沉滑。肝热轻减，湿饮亦调，唯气道稍欠调和。今拟清肝调气化湿之法调理。

青皮子三钱（研）　香附三钱（炙）　杭芍三钱（生）　栝蒌六钱（捣）　腹皮子三钱　姜连一钱五分（研）　楂炭六钱　橘红三钱　焦稻芽四钱　枳壳三钱　军炭二钱　条芩四钱

引用薄荷二钱。

〔按〕此二案病机同前述诸案，乃肝郁热兼停湿饮，尤有饮食积滞，故用楂炭、焦稻芽等消导药物，化积滞，畅气机，醒脾胃，使郁热不与湿饮、积滞相搏结，有利于病愈。

32. 肝经有热，气道欠调，胸膈胀痛案一

九月初三日申刻，赵文魁请得端康皇贵妃脉息，左寸关滑数，右寸关沉滑。肝经有热，气道欠调，以致胸胁满闷，夜分膈间作痛。今拟用和肝调气舒化之法调理。

杭白芍六钱　全归六钱　抚芎二钱　丹参四钱　腹皮子四钱　台乌一钱五分　沉香五分(研)　泽兰三钱　朱赤苓四钱　丹皮三钱　香附三钱(炙)

引用珍珠母四钱、煅赭石四钱。

33. 肝经有热，气道欠调，胸膈胀痛案二

九月初四日，赵文魁请得端康皇贵妃脉息，左寸关弦而近缓，右关沉滑。肝热轻减，气道微舒，唯胸次堵闷，两胁胀满。今拟和肝调气开胸之法调理。

炙香附四钱　青皮三钱　台乌一钱五分　沉香五分(研)　杭白芍六钱　全归六钱　丹参四钱　栝蒌六钱(捣)　腹皮子四钱　赤苓四钱(朱)　楂炭六钱

引用珍珠母四钱、醋柴一钱五分。

34. 肝经有热，气道欠调，胸膈胀痛案三

九月初五日，赵文魁等请得端康皇贵妃脉息，左关弦而近缓，右寸关沉滑。胁胀渐好，谷食较香，唯胸中堵闷，夜寐欠实，早间身倦。今议用调气豁胸之法调理。

制香附四钱　栝蒌八钱　炒枳壳三钱　青皮三钱(研)　法半夏四钱　黄连二钱(研)　全当归四钱　丹皮四钱　生杭芍六钱　生栀四钱　郁李仁三钱(研)　枣仁三钱(焦)

引用川锦纹三钱。

35. 肝经有热，气道欠调，胸膈胀痛案四

九月初六日，赵文魁等请得端康皇贵妃脉息，左关沉弦，右寸关滑而近数。气道尚滞，肝胃欠和，以致胸阻头闷，口渴身倦。今议用调气清胃豁胸之法调理。

炙香附四钱　抚芎二钱　炒枳壳三钱　栝蒌八钱（捣）　大生地六钱　当归六钱　生白芍六钱　薄荷二钱　法半夏四钱　黄芩四钱　生栀仁四钱　青皮三钱(研)

引用川锦纹三钱、郁李仁四钱。

36. 肝经有热，气道欠调，胸膈胀痛案五

九月初七日，赵文魁等请得端康皇贵妃脉息，左关沉弦，右关滑而近缓。诸证渐好，谷食较香，唯胸次欠爽，早间身倦。今议用调气和胃之法调理。

炙香附四钱　木香二钱(研)　炒枳壳三钱　壳砂一钱五分(研)　溏栝蒌(捣)　黄连二钱(研)　法半夏三钱　黄芩三钱　中生地六钱　杭芍五钱(生)　焦三仙一两五钱　旋覆花三钱

引用川锦纹二钱。

37. 肝经有热，气道欠调，胸膈胀痛案六

九月初八日，赵文魁等请得端康皇贵妃脉息，左关沉弦，右寸关滑缓。诸证渐好，唯胸次觉闷，食后欠爽，早间仍有身倦。今议用调脾和中之法调理。

生杭芍四钱　归身三钱　中生地六钱　炒栀四钱　云茯苓五钱　醋柴胡一钱五分　炒白术三钱　木香一钱五分　溏栝蒌六钱(捣)　砂仁一钱五分(研)　焦楂肉四钱　甘草一钱五分

引用旋覆花三钱、赭石四钱。

端康皇贵妃清燥调胃化痰膏：

炙香附六钱　木香五钱　溏栝蒌二两(捣)　砂仁四钱(研)　中生地一两　杭芍一两(生)　法半夏六钱　橘红八钱　生栀仁六钱　菊花六钱　条黄芩七钱　焦楂八钱　一捻金四钱　胆草五钱　元明粉六钱　杏仁六钱　炒白术三钱

共以水熬透去渣，再熬浓汁，兑梨膏十二两收膏，每服1匙，开水送下。

38. 肝胃结热，外受风邪，牙龈宣肿案一

十月初九日，赵文魁等请得端康皇贵妃脉息，左关浮弦而数，右寸关滑数。肝胃结热，外受风邪，以致牙龈宣肿，面部浮硬。今议用化风清肝调胃之法调理。

荆芥穗三钱　白芷三钱　防风三钱　薄荷三钱　生石膏八钱(研)　银花四钱　连翘三钱　赤芍四钱(炒)　子青皮三钱(研)　归尾四钱　栝蒌六钱(捣)　酒军(三钱)

引用郁李仁五钱(研)。

端康皇贵妃清胃漱牙方：

荆穗二钱　葛根二钱　紫苏一钱五分　苏木二钱(研)　石膏四钱(生研)　忍冬三钱　夏枯草一钱　大黄二钱

共以水熬透，随时漱之。

端康皇贵妃洗面消肿方：

白附子二钱　白芷二钱　川芎二钱　防风三钱　南红花三钱　归尾四钱　没药四钱　僵蚕四钱(炒)　透骨草二钱　甲珠三钱

共捣粗渣装布袋内，水熬透兑醋一茶盅，洗于肿处。

39. 肝胃结热，外受风邪，牙龈宣肿案二

十月初十日，赵文魁等请得端康皇贵妃脉息，左关弦而尚浮，右寸关仍滑。风邪渐解，肝胃结热，左颐宣肿，牙龈酸胀。今议用疏风清胃之法调理。

川羌活三钱　防风三钱　薄荷三钱　荆芥穗三钱　葛根三钱　归尾四钱　生石膏八钱　元参六钱　胆草三钱　锦纹四钱

引用泻叶二钱、枳壳四钱。

十月十一日，端康皇贵妃清胃漱牙方照初九日原方减紫苏、大黄、苏木，加食盐四钱、薄荷二钱。

40. 肝胃结热，外受风邪，牙龈宣肿案三

十月十二日，赵文魁请得端康皇贵妃脉息，左关沉弦，右关滑而近数。颐肿已消，唯上焦浮热未清。今议用清上宽中和胃之法调理。

甘菊花四钱　薄荷三钱　银花四钱　连翘四钱　生石膏六钱（研）　元参六钱　栝蒌八钱（捣）　枳壳四钱　炙香附六钱　槟榔三钱　胆草二钱　生栀四钱（研）

引用赤芍四钱、锦纹四钱。

41. 肝胃结热，外受风邪，牙龈宣肿案四

十月十三日，赵文魁等请得端康皇贵妃脉息，左关弦而渐缓，右部略滑。诸证均愈，唯上焦余热未清。今议用清上调中导热之法调理。

甘菊花四钱　薄荷三钱　元参六钱　川芎二钱　生石膏六钱（生）　生栀四钱（研）　栝蒌六钱（捣）　枳壳四钱　青皮子三钱（研）　川连二钱（研）　木通三钱　丹皮四钱

引用煅赭石六钱、锦纹三钱。

42. 肝阳有热，扰动神明夜寐惊恐案一

十一月初九日，赵文魁请得端康皇贵妃脉息，左寸关弦数，右寸关沉滑。肝阳有热，扰动神明，以致夜寐欠适，时作惊恐。今拟和肝清心安神之法调理。

杭白芍四钱　归身四钱　胆草四钱　竺黄三钱　大栝蒌八钱（捣）　萸连三钱（研）　丹皮六钱　枣仁四钱（焦）　生牡蛎六钱　枳壳四钱　军炭四钱　郁李仁六钱（研）

引用朱赤苓四钱、橘红三钱（老树）。

〔按〕患者平素性情必是抑郁不畅，使肝木失其条达冲和之性，气机不舒，郁而化火，火性炎上，扰动心神，神不安舍，故致夜寐不适。心虚则胆怯，决断无权，遇事易惊，又加重不寐。《沈氏尊生书·不寐》中说："心胆惧怯，触事易惊，梦多纷纭，虚烦不眠。"惊恐失眠，又往往互为因果。失眠原因虽多，总不外乎虚实两种，如《景岳全书·不寐》云："不寐证虽病有不一，然唯知邪正二字则尽之矣。盖寐本乎阴，神其主也，神安则寐，神不安则不寐，所以不安者，一由邪气之扰，一由营气不足耳。"观本案脉象，寸关两部皆弦滑且数，均为有实之脉，可以推断，患者病程不长，阴血消耗尚轻，病偏于实证。故用和肝、清心之法以安神志，使气血调和，阴平阳秘，脏腑功能归于正常，则寐可安，惊可平。

方中当归、白芍，养血和肝。枣仁养心阴、益肝血，"治烦心不得眠"（见于《名医别录》）。生牡蛎、郁李仁、龙胆草平肝泻热，重镇安神。天竺黄、栝蒌、朱赤苓，清心涤痰，开窍镇惊；黄连用吴茱萸拌炒者，为左金丸意，以寒温并用，辛开苦泄，疏肝胆内炽之火郁，调阴阳紊乱

之枢机。枳壳、橘红宽中行气，橘红一定注明用“老树”者，是因为其药以“陈旧者佳……香气异常”（见《本草述钩元》）。丹皮、军炭，清泄肝胆，活瘀以安神，诸药相合，共奏清心平胆安神之功。

43. 肝阳有热，扰动神明夜寐惊恐案二

十一月二十日，赵文魁请得端康皇贵妃脉息，左关沉弦，右关沉滑。肝热减轻，夜寐安适。拟和肝清热育阴之法调理。

原方去生牡蛎、枳壳、当归、郁李仁，加入黑山栀四钱、小生地六钱、木通二钱，以加强清热育阴之功力，药后诸症悉除。

可见证因明辨，治有遵循，矢的相贯，则见效较速。

44. 肝阳有热，阴分欠充，胸堵烦急案一

十二月初一日酉刻，赵文魁请得端康皇贵妃脉息，左寸关弦数，右寸关沉滑。肝阳有热，阴分欠充，以致心悸神烦，胸满胁胀。今拟育阴和肝调气之法调理。

大生地八钱　杭芍六钱　归身六钱　醋柴一钱五分　牡丹皮六钱　珍珠母八钱（生）　厚朴三钱（花）　香附三钱（炙）　黑山栀六钱　青皮三钱（炒）　荷叶二钱（炭）

引用磁朱丸三钱（包煎）、赤苓皮四钱。

〔按〕肝脏体阴而用阳，女子更是以肝为先天。血之来源，由水谷精微化生，上奉于心，则心得所养；受藏于肝，则肝体柔和。今因忧郁、思虑、劳倦等，使阴血内耗，肝阴不足，则肝阳易亢，亢则为热。虚火妄动，上扰心神，故致心悸神烦。肝失条达，疏泄不利，气阻络脉，则见胸胁胀满。推敲其舌质必红而少苔。左脉寸关弦数，为肝热有余之象，右脉寸关沉滑，沉主里证，滑是邪实之证。治疗上，当以育阴清热平肝，镇心养血安神。此阴分欠充是本，阳热上扰为标。

故方中大生地用至八钱，再配以杭芍、归身六钱育阴养血，俟阴血复则虚热自减。柴胡醋制，取其直入肝经，用青皮、香附一起，疏肝解郁，调畅气机。丹皮、黑栀，活血清热，厚朴用花，取其轻清之质，宽中下气，除其胀满。荷叶炒炭，只用其芳香宣透之性，以通气宽胸。药引磁朱丸，又名神曲丸，出自《千金要方》，由锻磁石二两，朱砂一两，神曲四两，制成蜜丸。本案用它包煎，与汤剂共服，配合珍珠母，加强摄纳浮阳、镇心安神之效。

45. 肝阳有热，阴分欠足，胸堵烦急案二

十二月初二日，赵文魁等请得端康皇贵妃脉息，左寸关弦数，右关滑数。阴分较充，夜间得寐，仍有胸堵、烦急、口干、头晕。今议用养阴清肝之法调理。

大生地八钱　归身八钱　杭芍八钱(生)　香附六钱(炙)　青皮四钱(子研)

引用郁李仁六钱(研)、萸连三钱(研)。

〔按〕原方所用归身、杭芍，二诊都加至八钱，以增强养血育阴力量。更引萸连，仿照《丹溪心法》左金丸意，辛开苦泄，调畅气机，清泻肝火，郁火得清，则胸堵、烦急诸症悉除。

46. 肝阳有热，阴分欠足，胸堵烦急案三

十二月初四日，赵文魁等请得端康皇贵妃脉息，左关尚弦，右部略滑。肝热轻减，唯阴分浮热未清，今议用和肝清热益阴之法调理。

炙香附三钱　青皮四钱（子研）　栝蒌八钱（捣）枳壳四钱　厚朴花三钱　胆草三钱　萸连二钱（研）条芩六钱　大生地八钱　杭芍六钱（生）　油归八钱　丹皮六钱

引用郁李仁六钱（研）、军炭三钱。

本方加珍珠母六钱（生）、薄荷二钱（后煎）。

〔按〕此方用意同前，但以清降肝经阴分浮热为治疗着力点。理气和肝以治其本。

47. 肝阳有热，阴分欠充，胸堵烦急案四

十二月初五日，赵文魁等请得端康皇贵妃脉息，左关略弦，右部滑缓。阴分充畅，唯肝经气道欠和。今议用调气清热之法调理。

炙香附三钱　青皮三钱（子研）　栝蒌八钱（捣）　枳壳三钱　厚朴花三钱　沉香一钱五分（研）　杭芍六钱（生）油归八钱　生地六钱　条芩六钱　胆草三钱　军炭三钱

引用郁李仁六钱（研）、甘菊三钱。

〔按〕浮热渐减，阴分得充，然气机不畅，故处方重在调肝理气，用香附、青皮、枳壳、朴花、沉香、栝蒌等药疏肝调气，辅以养阴清热之药。理法清晰，配伍恰当。

48. 肝阳且热，阴分欠充，胸堵烦急案五

十二月初六日，赵文魁请得端康皇贵妃脉息，左关略弦，右关滑缓。诸证均愈，唯肝胃欠和。今议用清肝调胃之法调理。

大生地六钱　胆草三钱　杭芍四钱（生）　生栀三钱（研）　青皮子三钱（研）　香附四钱（炙）　栝蒌八钱

（捣） 槟榔四钱 厚朴花三钱 锦纹四钱 枳壳四钱 谷芽六钱(焦)

引用郁李仁六钱(研)、薄荷三钱。

〔按〕用清肝之法，以治饮热，调胃之法而畅气机，助脾运，理法精当严谨。

宣统十三年端康皇贵妃脉案

49. 饮热痞满案一

正月初三日申刻，赵文魁请得端康皇贵妃脉息，左关沉弦，右寸关滑数。肝经有热，湿饮欠调，以致胸膈堵满，身肢酸倦。今拟清肝调气化饮之法调理。

青皮子三钱(研) 香附三钱(炙) 枳壳三钱 胆草三钱 全当归六钱 赤芍三钱 丹参三钱 厚朴花三钱 汉防已三钱 牛膝三钱 锦纹三钱 橘红三钱(老树)

引用焦楂一两、郁李仁四钱。

〔按〕本案脉象见沉为内里的疾病，脉弦属郁，气郁不达，肝郁不畅，就可见到弦数。脉象滑数，为痰湿饮邪，蓄久不解，蓄而化热。肝经郁热不解，痰湿饮邪停聚不化，则见左关脉象沉弦，右寸关滑数。痰饮内蓄，阻碍气机，气行不畅，胸阳不展，故胸膈堵满，身肢酸倦。立清肝调气化饮之法，合三法为一剂，清肝热而利气机，畅中焦而通水道。

药用青皮子，乃因青皮色青入肝，皮擅破气疏肝，子擅散结化痰；香附辛甘微苦，理气解郁；枳壳苦泄微寒，破气除积，行气除痞，三药相合，疏肝调气。再以龙胆草清泄肝胆之热，与上三药相配，清肝泄热解郁。用全当归甘温补血活血，赤芍凉血化瘀通络，以止疼痛。丹参活血祛瘀，除烦安神，三药相合而养血和血，凉血化瘀。肝脏体阴而用阳，主藏血调血，肝之阴血不足，则易致浮阳扰动而生郁热，故补肝血以养肝之体，而配肝之用。以厚朴辛苦而温，行气化湿，降逆除痰。橘红苦温，长于祛痰化湿。正所谓“病痰饮者，当以温药和之”之意。然痰饮蕴郁日久，渐趋化热，恐过温而助热，故以汉防己大苦而寒相佐，既无过温化燥之弊，又能化痰散饮，三药相配化痰除湿蠲饮，宽中除满，利水行气。用牛膝酸苦性平，活血通络，舒筋利痹；锦纹苦寒泄热，逐瘀通络。前者走血脉，后者善通胃肠，二药相合使气血、胃肠积滞郁热，疏导下行。用焦楂消导积滞，调畅气机，消除胀满；郁李仁滋阴滑润，肃降化痰，润肺通腑，四药共合，通导积滞，疏调胃肠，通行血脉，使痰饮郁热内消下泄而外达。

50. 饮热痞满案二

正月初四日，赵文魁等请得端康皇贵妃脉息，左关弦数，右部沉滑。湿热较轻，唯肝热尚滞，以致胸膈堵闷，身肢酸倦。今议用和肝调气化饮之法调理。

大生地八钱　全归六钱　赤芍四钱　川芎三钱　炙香附四钱　青皮三钱(子研)　枳壳四钱　栝蒌六钱(捣)　牛膝三钱　茅术四钱　川柏二钱　酒军三钱

引用橘红四钱(老树)、郁李仁四钱。

〔按〕脉象左关弦数，为肝经郁热犹存，右部沉滑，为痰饮内阻未去。服上药后，湿热较前为轻，然肝热痰饮仍滞而未行，阻遏胸中阳气，胸阳不展，气机升降出入受阻，故胸膈堵闷，阳气不达四末，肢体失于温养，故身肢酸倦。以脉测证，肝热内郁，当伴有心烦急躁梦多，为热扰心神之象。立养血和肝调气化饮之法。

关于切脉方法，中医历来极为重视，尤其是在皇庭贵族，有时切脉竟成了解病情的唯一手段，因此应对脉学给以足够的重视。我在继承古人和父辈经验的基础上，将脉诊发展成为三部十二候诊法，即寸关尺三部，每部用浮、中、按、沉四法取脉，合成十二候，以应人体卫气营血四个不同层次的变化。详细内容可见有关专著《文魁脉学》。

药用大生地、全当归、赤芍、川芎，仿四物汤之义，但取其法而易其药，以大生地、赤芍代替熟地、白芍，增强其凉肝清热、化瘀行滞的作用。用香附、青皮子、枳壳疏肝调气，宣展胸阳，宽中除胀。用栝蒌清热化痰，宽中散结，用橘红化痰利气，用郁李仁润肺通肺，肃降化痰，故三药相配痰热互阻之结可开，胸膈堵满之闭可除。用牛膝引气血下行；锦纹（即大黄）破瘀滞，导陈积外出。川黄柏苦寒，清热燥湿泻火，使湿热之邪渗于下而泄于外。用茅苍术之苦温，健脾渗湿，既能反佐大黄、黄柏苦寒之性，又能燥化中焦之湿。

51. 饮热痞满案三

正月初五日，赵文魁等请得端康皇贵妃脉息，左寸弦数，右部略滑。湿饮轻减，唯肝气尚欠调畅。今议用疏肝清热开郁之法调理。

青皮子三钱（研）　香附四钱（炙）　元胡四钱（炙）
栝蒌八钱（捣）　炒枳壳四钱　台乌三钱　全归六钱
杭芍六钱（生）　大生地六钱　黑栀四钱　丹皮四钱

萸连三钱(研)

引用橘红络各三钱,沉香一钱(研)。

〔按〕脉象左关弦数,为肝郁内热之象,右部略滑,为痰饮尚存,减而未净,《濒湖脉学》说:“滑脉如珠替替然,往来流利却还前”,对于滑脉的主病,又说:“滑脉为阳元气衰,痰生百病食生灾,上为吐逆下蓄血,女脉调时定有胎”。可知滑脉主实热、痰热、停食等证。根据其他症状断定,本证脉滑,必有饮热羁留。肝郁气机不舒,最易横逆侵犯脾土,故依据病机可测知,或兼胸脘满闷不舒,甚则胀痛,或气逆不降,呕逆嗳恶。肝郁日久,势必化热,肝热则见心烦急躁梦多。故立疏肝调气,清化痰热开郁畅达之法。

药用青皮子、香附、枳壳三药相合,疏肝解郁,调畅气机,宽中除满。橘红理气化痰,与栝蒌相配清化痰热。乌药为辛温之品,通行于三焦上下,行气止痛,治胸腹闷胀疼痛,中寒气滞,腹部冷痛;沉香辛苦性温,破气止痛,用于气滞寒凝所致的脘腹冷痛,常与乌药相配。此证病机本为肝热,而为什么用了一些温燥之品?中医认为,气得温则行,得寒则凝,血脉遇寒则涩而不流,以方药测证,必有郁滞疼痛之证,故先以温药破其郁,行其滞。而本证毕竟有肝郁痰热的病机,热证得温药则气壅,过用温燥亦为害矣。故必配以寒凉之品相佐,取其寒温并用,以寒清热,以温行滞开郁。用丹皮清热凉血,活血化瘀,山栀泻火除烦,二药相配清肝解郁,萸连乃吴茱萸炮制的黄连,是左金丸之义,治肝经火旺之证,如右胁作痛,脘痞吞酸,更配以元胡理气活血止痛。最后,再以大生地、杭芍、全当归仿四物汤之义养血和血,柔肝清热。

52. 饮热痞满案四

正月初七日，赵文魁等请得端康皇贵妃脉息，左关尚弦，右部沉滑。气通较舒，饮热欠化，今议用清热育神化饮之法调理。

大生地六钱　杭芍四钱（生）　胆草三钱　生栀四钱（研）　牡丹皮六钱　姜连二钱（研）　牡蛎四钱（生）　青皮子三钱（研）　炙香附四钱　栝蒌六钱（捣）　枳壳三钱　锦纹四钱

引用橘红四钱（老树）、焦三仙各三钱。

〔按〕服上药后，肝热渐轻，饮热渐去。因痰饮素伏，气郁不畅，难于尽退，故左关仍弦，右部沉滑。以脉测症，素有胸膈满闷、身肢酸倦等，或仍可见，但表现程度会有所减轻，故宜守法守药，以求全功。

本方与前方相比较，共有大生地、杭芍，养血育阴清热；龙胆草、生栀、丹皮、清肝泻火解郁；青皮子、香附、枳壳，疏肝理气；栝蒌、锦纹，清化痰热，宽胸快膈，导滞下行；橘红化痰祛湿，利气降肺。根据病机肝热渐轻，痰饮未去，故去橘红络之甘苦而寒，单用橘红化痰去饮，并将萸连改为姜连，燥烈之性略缓，而降逆上呕尤盛。去木香之香燥，丹参之活血，而加牡蛎，咸寒软坚，化痰散结，以治久积沉痰，用焦三仙消食导滞，以畅气机。

53. 饮热痞满案五

正月初九日，赵文魁等请得端康皇贵妃脉息，左关渐缓，右部略滑。眠食均好，唯肝热稍欠和畅。今议用和肝清热之法调理。

大生地六钱　杭芍四钱（生）　归身四钱　香附四

钱(炙)　青皮子三钱(研)　栝蒌六钱(捣)　胆草三钱　生栀四钱(仁研)　粉丹皮四钱　姜连二钱　酒军三钱　枳壳四钱

引用橘红四钱(老树)、厚朴花三钱。

〔按〕脉象左关渐缓,为肝经郁热将除,脾气渐复,故关脉呈现缓和有神之象,右脉略滑,为热饮退而未净。饮从何来?脾胃留饮故也;热自何生?肝经郁热所致。肝热虽存,其势大减,故夜寐较安。饮邪虽留,而气道渐开,故饮食尚好。前药收效,故宜守法,巩固疗效。

方用大生地、白芍、归身成四物汤法,凉血育阴清热。枳壳、香附、青皮子调畅气机,疏肝解郁。栝蒌、橘红宽中快膈,清痰降气,加厚朴增强其理气化湿作用,治胸腹气滞胀满。用龙胆草、丹皮、生栀清泄肝胆火热,姜连清化胃热,以和胃降逆,泄化饮热,酒军荡涤胃肠积热。

连日调治,诸证悉平,唯恐素邪伏饮易于反复,故正月初九日又处以清肝化饮膏,长期服用,可见其用心周密。膏方选用药物皆由上述方药综合提炼而来,故不赘言。

宣统十四年端康皇贵妃脉案

54. 肝阳结热,胃蓄湿饮,胸闷烦急案一

正月初六日,赵文魁请得端康皇贵妃脉息,左寸关弦而近数,右寸关滑数。肝阳结热,胃蓄湿饮,以致胸闷烦急,筋脉抽痛。今拟清肝活络化饮之法调理。

酒胆草三钱　羚羊角一钱五分(先煎)　姜朴三钱　青皮三钱　大栝蒌八钱　酒芩三钱　生栀三钱(研)　枳壳三钱　橘红络各三钱　锦纹二钱　钩藤三钱

引用郁李仁三钱(研)、焦楂四钱。

55. 肝阳结热,胃蓄湿饮案一

正月初七日,赵文魁请得端康皇贵妃脉息,左关沉弦,右关沉滑。肝气舒畅,唯脉络尚欠协和。今拟清肝活络舒化之法调理。

青皮子三钱(研) 羚羊角一钱(先煎) 栝蒌八钱(捣) 胆草二钱 橘红络各三钱 钩藤四钱 黄芩三钱 炒栀三钱 怀牛膝三钱 枳壳三钱 军炭二钱 防己三钱

引用天仙藤三钱、丝瓜络一钱。

56. 肝阳结热,胃蓄湿饮案二

正月十二日,赵文魁请得端康皇贵妃脉息,左寸关弦而近数,右寸关沉滑。肝热气滞,胃蓄湿饮,以致中气欠畅,左胁作痛。今拟清肝调气化饮之法调理。

青皮子三钱(研) 元胡四钱(炙) 沉香六分(煎) 姜朴三钱 溏栝蒌六钱 黄芩三钱 羚羊角一钱五分(先煎) 川连二钱(研) 炒枳壳三钱 橘红三钱 酒军二钱

引用焦楂四钱、杭白芍四钱。

57. 肝阳结热,胃蓄湿饮案三

正月十三日,赵文魁请得端康皇贵妃脉息,左关沉弦,右关沉滑。诸证均愈,唯肝气尚欠调和。今拟和肝调气舒化之法调理。

青皮子三钱 姜朴三钱 沉香六分 元胡四钱(炙) 腹皮子四钱 酒芩四钱 生栀四钱(研) 羚羊角一钱(先煎) 杭白芍四钱 石斛三钱(金) 花粉三钱

引用橘红三钱、熟军一钱五分。

〔按〕本案为肝气不舒，肝阳上亢，气滞不行，湿饮内生，停聚于胃，饮热互结之证。皇家之室，多逸少动，气机运行迟缓，加之终日无所事事，必多愁善感，肝气不调，气郁不行，“气有余便是火”，遂致肝阳内结。肝失疏泄，脾土必壅，运化失健，复因恣食肥甘，每易致湿邪内停，且肝气不利则三焦水道亦失通畅，焉能不生饮乎？初诊（正月初六日）脉见弦滑，说明内有蓄饮，脉数提示内有郁热，病偏于中上二焦，故病脉见于寸关。肝气郁滞，胸中大气不舒则胸闷；肝阳上扰于心神则心烦急躁；湿饮阻滞经络，肝阳内动，则伤筋抽痛。治宜清肝调气，化饮活络。故用胆草、羚羊角、钩藤，清泻肝热；青皮、枳壳，调理气机，气能化湿，气化则湿化；姜朴行气化湿，栝蒌宽胸利气；黄芩、栀子，清热祛湿，泻火除烦；郁李仁渗湿利水，导湿邪下行。橘红络燥湿通络止痛。焦楂、锦纹，泻脾土之壅滞，以绝湿饮滋生之源。药后肝气舒畅，肝阳结热渐减，唯脉络尚有邪阻，失于协和，故二诊（正月初七日）仍用前法，加入牛膝、防己、天仙藤、丝瓜络，增强祛湿通络活瘀止痛之力。三诊（正月十二日）肝热气滞明显，中气不畅，左胁作疼，故除用羚羊角清泄肝热，黄芩、黄连清热燥湿，青皮、枳壳、橘红理气调中通络，姜朴行气化湿，栝蒌宽胸利气，大黄、焦楂调理中焦外，又配入白芍柔肝缓急止痛，补脾之体，泻肝之用，元胡活血利气止痛，沉香降气止痛。药中病所，故服后诸证均愈，只是肝气略有不调，故四诊（正月十三日）采用和肝调气舒化之法，药用白芍补肝之阴，青皮舒肝之气，羚羊角、栀子清肝之热，元胡活肝之瘀，姜朴、沉香、大腹皮、橘红以行气燥湿，黄芩清热燥湿，熟军导腑热下行以畅中焦，石斛、花粉滋养胃阴以制约他药之燥烈，诸药合用，配伍精当，不失为调理肝脾之良方也。

58. 肝阳气滞，微感浮风胁痛神疲案

正月十三日申刻，赵文魁请得端康皇贵妃脉息，左关弦而近数，右寸关缓滑。胆热气滞，微感浮风，以致胸满胁痛，肢倦神疲。今拟清解调肝舒化之法调理。

淡豆豉三钱　薄荷二钱　防风一钱五分　连翘三钱　香白芷二钱　栝蒌八钱　元胡四钱(炙)　橘红三钱　腹皮子四钱　枳壳三钱　军炭一钱五分

引用沉香面八分(煎)、醋柴八分。

〔按〕本案为肝郁气滞，饮热内停，复感风邪之证。素有饮邪结热内伏，加之情怀不畅，意愿不遂，每使气机周流迟缓，营卫不布，若再因起居不慎，虚邪贼风便可乘机侵入，内外相引，病乃作矣。肺居胸中，主一身之气，外合皮毛，上通于口鼻，风邪从口鼻皮毛而入，必内舍于肺，致肺失宣降，气机膹郁，故胸满不舒，还可见咳嗽、鼻塞、流涕等。气机不行，营卫不布，故肢倦神疲。肝之经脉布胁肋，肝气不调，脉络不通则胁肋疼痛。脉弦主肝郁，脉滑数主内有饮热。综观全局，本证为浮风为标，饮热为本，以气滞不行为主要表现。《内经》云："风浮于内，治以辛凉，佐以苦甘。"故治当辛凉清解，祛除外风为主，佐以苦甘泄热，调肝理气化饮，标本兼顾。

方中薄荷气味辛凉，功专入肝与肺，能消散风热，清利头目。淡豆豉辛苦而寒，具疏散宣透之性，既能透散表邪，又能宣散郁热，散风邪，宣肺气而除胸满。柴胡味苦性平，专入肝胆，芳香疏泄，既能疏散风邪而退身热，又能疏肝解郁而止胁痛。防风、白芷性味辛温，疏散风寒。辛温与辛凉同用，旨在祛除浮风，无论风夹热夹凉均宜。连翘味苦微寒，苦能泻火，寒能胜热，轻清上浮，入心经擅清心火而散上焦之热，又入小肠清泻火腑，导热下行，兼能利尿。《本草求真》云："连翘味苦微寒，质轻而浮，书虽载泻六经郁火，然真轻清气浮，实为泻心要剂，心为火主，心清则诸脏之火皆清矣。"栝蒌甘寒润降，能上清肺胃之热而涤痰导滞，下润大肠以通便，且能利气宽胸，散结消肿，《本草纲目》谓其"能降上焦之火，使痰气下降也。"橘红行气宽中，燥湿化痰蠲饮。枳壳宽胸下气，消胀除满。大腹皮下气宽中，利水化饮。大腹子即槟榔，能行气消积，利水化湿。《本草求真》谓："槟榔性苦沉重，能泄有形之积滞。腹皮其性轻浮，能散无形之积滞，故痞满膨胀，水气浮肿，脚气壅逆者宜之。唯虚胀禁用，以其能泄真气也。"沉香理气止痛，大黄炒炭，功擅凉血化瘀。元胡理气化瘀止痛。诸药相配，外散浮风，内蠲水饮，又能调气清热，可谓辨证精细，用药贴切。

59. 肝气欠舒，湿饮未净，胸满胁痛案

正月十四日，赵文魁等请得端康皇贵妃脉息，左关弦而近数，右关滑数。浮风渐解，唯肝气欠舒，湿饮输化未净。今议用和解疏肝化饮之法调理。

柴醋胡一钱五分　薄荷二钱　防风二钱　粉葛三钱　青皮子三钱（研）　栝蒌六钱（捣）　沉香一钱（煎）姜朴三钱　炒枳壳四钱　羚羊角一钱五分（先煎）　酒芩三钱　酒军二钱

引用橘红三钱。

〔按〕昨日之方，药证相符，故服后浮风渐解，胸满咳嗽、寒热头痛等症渐消。今左关脉弦近数，左关为肝经，弦又为肝脉，可知肝气郁不舒，数为热象，肝体阴而用阳，肝气郁则肝阳必亢，故脉近数。右关候中焦脾胃，滑为痰饮内停，数主热邪偏胜，说明饮热互结，停蓄于中焦。故治疗当用和解调肝化饮之法。

方中柴胡、薄荷、防风均入肝经，既能疏散外风，不使风邪残留，又能疏肝解郁，清散肝经之郁热。葛根辛甘性平，轻扬外散，鼓舞胃气上行；《本草纲目》谓其能“散郁火”。青皮辛苦而温，主入肝胆二经，其气峻烈，沉降下行，疏肝胆，破气滞，散结消坚止痛。枳壳、厚朴，偏走脾胃，行气宽中，燥湿化痰。沉香辛苦性温，入脾胃肾三经，行气止痛。《本草通玄》谓其“温而不燥，行而不泄，扶脾而运走不倦，达肾而导火归源，有降逆之功，而无破气之害”。诚为理气之佳品。橘红行气宽中，燥湿化痰。栝蒌宽胸理气，清热化痰。黄芩清热燥湿，泻肺中实火。羚羊角咸寒，主泻肝火，兼清心肺。酒军苦寒，走而不守，既泻心肝之火，又荡胃肠之热，尚可通利血脉。与昨日方相较，本方理气清肝之力尤胜，气能化饮，气行则饮消。气行饮消郁解则热邪易祛。热清不能灼津，则痰涎亦无从生矣。

60. 肝胃饮热未清案

正月十六日，赵文魁等请得端康皇贵妃脉息，左关弦而近数，右关滑数。诸证渐愈，唯肝胃饮热未清。今议用和胃清热化饮之法调理。

杭白芍四钱　醋柴一钱五分　大生地四钱　薄荷一钱五分　生栀仁四钱(研)　羚羊角一钱(先煎)　萸黄连二钱(研)　栝蒌六钱(捣)　腹皮子各二钱　青皮三钱(研)　酒黄芩四钱　酒军二钱

引用橘红三钱。

〔按〕服上次药后，浮风尽散，诸证渐愈。然胃中蓄饮结热迁延日久，难以速去，肝气仍郁，故脉仍弦数。治当用调肝和胃，清热化饮之法，祛除肝胃饮热之痼疾。

肝者体阴而用阳，肝阴易亏，肝阳易亢，肝气易郁，故以白芍、生地之甘寒，滋阴养血，补肝之急。以柴胡、薄荷之辛凉，疏肝之郁，缓肝之热。青皮理肝之气，羚羊角泻肝之火。萸黄连清肝和胃，降逆燥湿化饮。酒黄芩清肺燥湿。酒军导饮热下出。栀子苦寒，既升且降，宣散心肺郁热而除烦满，导三焦之火下行而利水气。橘红行气宽中，燥湿化痰，栝蒌宽胸利气，清热化痰。腹皮子行气导滞，利水祛饮。本方组合严密，根据肝郁饮热而设，对皇贵妃之类好逸少动，多食肥甘，且又情怀不遂者，甚为常备之法。

61. 表感初解头闷肢倦案

正月三十日，赵文魁请得端康皇贵妃脉息，左关沉而微弦，右寸关滑而近数。表感已解，唯尚有头闷肢倦。今拟清解调中活络之法调理。

南薄荷二钱　白芷三钱　防风一钱五分　淡豉三钱　杭菊花三钱　枯芩三钱　炒栀三钱　栝蒌六钱　橘红络各三钱　姜朴三钱　枳壳三钱

引用怀牛膝三钱、天仙藤三钱。

〔按〕素体肝胃不和，气血欠畅，感邪之后极易滞于络脉，而使络脉不和，故表感虽解，而尚有头闷、肢倦等络脉不和之证。治当以清肝和胃治其本，疏风活络治其标。方中薄荷、白芷、防风、淡豉、菊花外疏风邪，内调肝胃；栝蒌、橘红、姜朴、枳壳理气和胃化饮；橘络以络通络，能和脉络；枯芩、炒栀清降肝热，内热得清，则外风也易解。牛膝酸苦而平，《本草备要》认为其“能引诸药下行”，《本草经疏》称其“走而能补，性善下行”；天仙藤苦温，《本草求真》称其“苦主于疏泄，性温得以通活，故能活血通络，而使水无不利，无风不除，血无不活。”二药为引，旨在活血疏风通络，使气血调畅，脉络自和，而头闷、肢倦之症自除。

62. 肝肺有热，熏蒸上焦案一

二月初三日戌刻，赵文魁请得端康皇贵妃脉息，左关弦数，右寸关沉滑。肝肺有热，薰蒸上焦。今拟清上调中化饮之法调理。

甘菊花三钱　薄荷一钱五分　苏叶一钱五分　白芷二钱　生栀仁三钱　黄芩三钱　知母三钱　川柏三钱　腹皮子四钱　枳壳三钱　酒军一钱五分　橘红三钱

引用冬桑叶一两熬汤煎药。

〔按〕肝经气热或横逆犯胃，或上灼肺金。今肝热上薄于肺，使肺气失于宣肃，营卫之气失于调和，再内热盛，也易外受风邪；故方用菊花、薄荷、苏叶、白芷疏风宣肺，且风药疏泄又能调肝气；腹皮子、枳壳、橘红理气和胃化痰。腑气通则肺气自能肃降，也利于肝气的条达；生栀仁、黄芩、知母、川柏、酒军清热泻火，使肝经火热从下而解，不致上犯。引用冬桑叶苦甘而寒，能清肺肝之热，又能养肝之阴血，作为本方之引药，而清泄肺肝之热甚妙。

63. 肝肺有热，熏蒸上焦案二

二月初四日，赵文魁等请得端康皇贵妃脉息，左关弦数，右寸关沉滑。肝肺结热未清，湿饮未化。今议用清上调中化湿之法调理。

甘菊花三钱　薄荷二钱　辛夷三钱（后下）　防风三钱　溏栝蒌六钱　姜朴三钱　黄芩四钱　枳壳三钱　腹皮子各二钱　姜连二钱（研）　酒军一钱五分　橘红三钱

引用冬桑叶一两熬汤煎药。

〔按〕本案与前案证情相近，肝肺热结，湿饮未化，治当以清肝宣肺，和胃化饮法，故用药也是续前方进退，旨在疏风调肝，清热宣肺，和胃以化湿饮。

64. 肝肺有热，熏蒸上焦案三

二月初五日，赵文魁等请得端康皇贵妃脉息，左关弦而近数，右寸关尚滑。诸证轻减，唯上焦浮热未清。今议用清上理肺化饮之法调理。

甘菊花三钱　薄荷二钱　防风三钱　辛夷二钱（后下）　溏栝蒌六钱　杏仁三钱（炒）　桑白皮三钱（炙）　枳壳四钱　橘红络各三钱　钩藤三钱　黄芩四钱　军酒一钱五分

引用生栀仁三钱（研）。

〔按〕服前方后诸证轻减，唯上焦浮热未清，虽素体肝经热结，但标痛易去，故以清上理肺化饮为主，兼治肝热。故方中以甘菊花、薄荷、防风、辛夷疏风清上；溏栝蒌、杏仁、桑白皮、枳壳、橘红络化痰理肺；钩藤、黄芩、酒军解肝热，合风药调肝，共治其本病。引用生栀仁之苦寒，归心肝肺胃诸经，既能宣阳，又能退热，标本兼治，作为本案之引药甚合。

65. 肝肺结热，痰饮不宣，臂痛咳嗽案一

二月初八日，赵文魁请得端康皇贵妃脉息，左关弦而近数，右寸关滑数。肝肺结热，痰饮不宣，以致左臂作疼，时有咳嗽。今拟清肝理肺化痰之法调理。

酒胆草三钱　姜朴三钱　羚羊角六分（面）　丹皮三钱　苏子叶四钱　杏仁三钱（炒）　橘红三钱　栝蒌八钱　辛夷仁二钱（研）　黄芩三钱　枳壳三钱　酒军二钱

引用钩藤三钱、桑叶一两熬汤煎药。

〔按〕肝肺结热，痰饮不宣，痰热互结，阻于络脉，故有左臂作疼，时咳嗽等症；痛在肝肺，而又有痰热，治当以清肝理肺化痰之法。方中酒胆草、羚羊角、丹皮、黄芩、酒军入肝经清肝热；姜朴、苏子、杏仁、橘红、栝蒌、辛夷仁、枳壳，理气宣肺化痰；引用钩藤，桑叶入肝经，平胆热，使本方重在清肝热，则肝热清，肺气宁，痰自易化。况且病本在肝，而肺为标，故以其二味为引药恰合病机。

66. 肝肺结热，痰饮不宣，臂痛咳嗽案二

二月初九日，赵文魁请得端康皇贵妃脉息，左关弦数，右寸关滑数。肝气渐舒，肺热湿饮未化。今拟清肝理肺化饮之法调理。

小生地四钱　胆草三钱　羚羊角八分(面煎)　生栀四钱(仁研)　炙桑白皮四钱　栝蒌六钱(捣)　杏仁四钱(研)　苏子四钱(研)　枯黄芩三钱　广红三钱　薄荷三钱　甘菊三钱

引用酒军一钱五分。

〔按〕肝气虽渐舒,但肺热湿饮未化,治当续以疏肝清肺化痰饮之法。方中薄荷、甘菊入肝肺二经,能疏泄二经之热;小生地、胆草、羚羊角、生栀养肝阴而清热;炙桑白皮、栝蒌、杏仁、苏子、枯芩、广红清热肃肺化痰;引用酒军,酒制则入肝经,且能增强行气活血之功,《大明本草》称它有"通宣一切气,调血脉,利关节"的功用,可见酒军之功主要在于宣气活血,作为本方之引药,调肝和肺,理气和血,是很恰当的。

67. 肝肺结热,痰饮不宣,臂痛咳嗽案三

二月初十日,赵文魁等请得端康皇贵妃脉息,左关弦而近数,右寸关沉滑。肝气较舒,唯肺热痰饮不化。今议用理肺调中化痰之法调理。

溏栝蒌六钱(捣)　杏仁四钱(炒)　辛夷二钱(后下)　苏子三钱(炒)　苏薄荷二钱　姜朴三钱　枳壳三钱　橘红三钱　羚羊角面六分(煎)　枯芩三钱　生栀四钱(仁研)　甘菊三钱

引用炙桑白皮三钱。

〔按〕服前方后,肝气较舒,唯肺热痰饮欠化,病变重点在肺,故治疗以理肺化痰为主,佐以调肝;方用甘菊、薄荷、辛夷疏风泄热调气;溏栝蒌、杏仁、苏子、姜朴、枳壳、橘红、黄芩清热宣肺化痰和胃;羚羊角、黄芩、生栀清泄肝热;引用炙桑白皮甘寒,泻肺化痰,引药入于肺经,重在泻肺化痰,符合病情。

68. 肝肺结热,痰饮不宣,臂痛咳嗽案四

二月十一日,赵文魁等请得端康皇贵妃脉息,左关弦缓,右寸关沉滑。诸证均愈,唯肺热痰饮欠清。今议用理肺清热化痰之法调理。

南苏子三钱(炒)　杏仁四钱(炒)　栝蒌六钱(捣)　桑白皮三钱(炙)　旋覆花三钱　枯芩四钱　羚羊角六分(面)　生栀四钱(仁研)　青皮子三钱(研)　枳壳三钱　橘红三钱　酒军一钱五分

引用法半夏三钱(研)。

〔按〕诸证均愈,唯肺热痰饮欠清,故重在理肺清热化痰,又素体肝热气郁,故当佐以清肝理肺,方中苏子、杏仁、栝蒌、桑白皮、旋覆花、枯芩清热宣肺化痰;羚羊角、山栀、枯芩清其肝经郁热;酒军入血调气,青皮子、枳壳、橘红理气开郁,共调气血。引用法半夏辛温入肺经,能化痰消痞散结,作为引药旨在使全方之功用重在理肺化痰。

69. 肝肺结热,痰饮不宣,臂痛咳嗽案五

二月十三日,赵文魁等请得端康皇贵妃脉息,左关弦缓,右寸关沉滑。诸证均愈,唯肺经浮热未清。今议用清上理肺化痰之法调理。

甘菊花三钱　薄荷二钱　防风二钱　杏仁四钱(研)　苏叶子各二钱　栝蒌六钱(捣)　枯芩三钱　生栀四钱(仁研)　酒胆草三钱　橘红三钱　枳壳四钱　酒军一钱五分

引用金沸草三钱。

〔按〕诸证均愈，唯有肺经浮热未清，故以清上理肺化痰为法。方用菊花、薄荷、防风疏风泄热；杏仁、苏叶子、栝蒌、橘红、枳壳宣肺化痰；虽病重在肺，但素体肝热，故用枯芩、生栀、酒胆草、酒军清降肝热而和肺，肝热得降则肺热易清；引用金沸草，金沸草为旋覆花之全草，入肺经能降气行水消痰，用之为引旨在加强全方理肺化痰之功。

70. 肝经有热，外受浮风，胸满头痛案一

二月十八日酉刻，赵文魁请得端康皇贵妃脉息，左关弦而近数，右寸关浮滑。肝经有热，外受浮风，以致胸满头痛，身肢酸倦。今拟疏风清肝化饮之法调理。

苏叶子四钱　薄荷二钱　防风二钱　白芷三钱　杏仁泥三钱　黄芩三钱　栝蒌六钱　橘红三钱　焦槟榔三钱　枳壳三钱　酒军一钱五分

引用羚羊角面四分(煎)、焦楂六钱。

〔按〕素来肝热气郁之质，又感风邪，风邪上受，肺气失宣，则极易出现气机不畅之证，故有胸满、身肢酸倦等症，治当以疏风清肝化饮和胃之法，故用苏叶、薄荷、防风、白芷疏风泄热调气；苏子、杏仁、黄芩、栝蒌、橘红清热宣肺化痰；焦槟榔、枳壳理气化滞和胃；黄芩、酒军清肝热，也能清肠胃之热，使腑气得通，则肺气也易宣降。引用羚羊角面，入肝经清肝热，焦楂入脾胃肝经，能消滞和胃活血，二药为引重在调肝和胃，以畅肺气。

71. 肝经有热，外受浮风，胸满头痛案二

二月十九日，赵文魁等请得端康皇贵妃脉息，左关弦缓，右关滑而近数。诸证渐愈，唯肺经浮热未清。今议用疏解清肺化饮之法调理。

苏叶子各二钱　防风三钱　薄荷二钱　甘菊三钱　溏栝蒌六钱　杏仁四钱（炒）　黄芩三钱　橘红三钱　炙桑白皮三钱　羚羊角四分（面煎）　生栀二钱（仁研）　酒军一钱五分

引用胆草三钱、焦三仙六钱。

〔按〕本案虽诸证渐愈，唯肺经浮热未清，但肝经郁热亦未全解，法虽用疏解清肺化饮，但清肝调肝也重要。方中苏叶子、防风、薄荷、甘菊疏风解热；栝蒌、杏仁、黄芩、橘红、炙桑白皮清肺化痰；羚羊角、生栀、酒军清肝热，调肝气；引用胆草入肝经，泄肝热；焦三仙和胃化积通腑，二药为引重在调肝和胃，宣畅气机，使肺经浮热易清。

72. 肝经有热，胃蓄湿饮，头晕肢倦案一

三月初七日，赵文魁请得端康皇贵妃脉息，左关沉弦，右寸关沉而近数。肝经有热，胃蓄湿饮，以致头晕肢倦，中气欠调。今拟清上调中化饮之法调理。

冬桑叶三钱　薄荷二钱　防风一钱五分　胆草三钱　大栝蒌六钱　酒芩三钱　炒栀三钱　橘红三钱　炒枳壳三钱　酒军三钱　姜朴三钱

引用羚羊角面六分（先煎）。

〔按〕肝经有热，气机郁滞，胃蓄湿饮，中气欠调，故有头晕肢倦之症，治当以清上调肝和胃化饮。方中桑叶、薄荷、防风疏风泄热治于上，但风药疏泄之性也利于调畅气机；栝蒌、橘红、枳壳、姜朴理气和胃治于中，气调胃和则饮湿自除；胆草、酒芩、炒栀、酒军清肝热、化郁滞以调气；引用羚羊角面，入肝经，清肝热，平肝阳而定晕，用为引药，重在清肝热，平胆火，使肝经阳热之气不致于上扰为晕。

73. 肝经有热，胃蓄湿饮，头晕肢倦案二

三月初八日戌刻，赵文魁请得端康皇贵妃脉息，左关弦而近弦，右关沉滑。肝经有热，气道欠调，以致胸膈满闷，时作呕恶。今拟清肝调气化饮之法调理。

青皮子三钱　姜朴三钱　栝蒌六钱　沉香六分（研）　腹皮子四钱　萸连二钱（研）　橘红三钱　枯芩三钱　炒枳壳三钱　酒军一钱五分　焦楂六钱

引用酒胆草三钱、钩藤三钱。

〔按〕本案关键在于肝经郁热，气机不畅，治当以清肝理气为主，佐以和胃降逆。方中萸连、枯芩、酒军清肝热而降气；栝蒌宽胸利膈，焦楂和胃化滞；青皮子、姜朴、沉香、腹皮子、橘红、枳壳疏肝理气，和胃降逆；引用酒胆草、钩藤清肝热，调肝气；肝热清，肝气顺，则诸症自愈矣。

74. 肝经有热，胃蓄湿饮，头晕肢倦案三

三月初九日，赵文魁请得端康皇贵妃脉息，左关沉弦，右关沉滑。诸证均愈，唯肝气尚欠调和。今拟清肝调中化饮之法调理。

青皮三钱（研）　姜朴三钱　栝蒌六钱　沉香四分（研）　腹皮子四钱　萸连一钱五分（研）　元胡三钱（炙）　酒芩三钱　生栀仁四钱　枳壳三钱　熟军一钱五分　橘红三钱

引用羚羊角面六分（先煎）、丹皮三钱。

〔按〕服前药后，诸证均愈；但脉左关沉弦，右关沉滑，不唯肝气尚欠调和，而痰饮也未尽除，故治以清肝调气为主，佐以和胃化饮之法。方中萸连、酒芩、生栀仁清肝热；青皮、玄胡、熟军理气行血而调肝；姜朴、栝蒌、腹皮子、枳壳、橘红理气和胃以化饮；沉香辛苦温，《医林纂要》称它"凡一切不调之气，皆能调之"。用于本案作调解之品是很恰当的；引用羚羊角入肝经，清肝热；用丹皮入肝经，凉血辛苦微寒，能通血脉中的结热；二药为引，重在清肝热，而化郁结。

75. 肝热气滞，胃蓄湿饮，胸胁胀满案一

三月十六日戌刻，赵文魁请得端康皇贵妃脉息，左寸关弦而近数，右部沉滑。肝热气滞，胃蓄湿饮，以致胸闷胁胀，肢节抽疼。今拟清肝调中活络之法调理。

青皮子四钱（研） 姜朴三钱 元胡三钱（炙） 栝蒌六钱 橘红络各三钱 钩藤三钱 醋柴一钱五分 焦楂四钱 焦槟榔三钱 枳壳三钱 酒军二钱 法夏三钱

引用郁李仁三钱（研）、胆草三钱、薄荷一钱五分。

〔按〕肝主疏泄，外主筋脉而布胸胁，肝郁气热，经脉不利，胃有湿饮，气机不畅，故有胸胁闷胀、肢节抽疼之症。治当以清肝理气和中活络化饮之法，以求气血宣通，饮热自除。方中醋柴、青皮子、姜朴、元胡、枳壳疏肝理气；钩藤、酒军清肝热；栝蒌、橘红络、焦楂、焦槟榔、法夏消滞化痰，和胃活络；引用郁李仁，性滑去滞；胆草苦寒泄肝热；薄荷辛凉发散通气；三药为引，功在清肝调肝以去滞热。

76. 肝热气滞，胃蓄湿饮，胸胁胀满案二

三月十七日，赵文魁请得端康皇贵妃脉息，左关弦而微沉，右关沉滑。肝热较减，唯气道仍欠调和。今拟调肝活络舒化之法调理。

青皮子三钱（研） 姜朴三钱 沉香六分（研） 元胡三钱（炙） 腹皮子四钱 萸连二钱（研） 酒芩三钱 栝蒌六钱 橘红络各三钱 钩藤四钱 枳壳三钱 酒军一钱五分

引用天仙藤三钱、怀牛膝三钱。

〔按〕肝热渐减，唯气道仍欠调和，故以理气活络为主，佐以清热疏化之法治之。方中青皮子、姜朴、沉香、元胡、腹皮子、栝蒌、橘红络、枳壳疏理肝气，化饮活络；萸黄连、酒芩、钩藤、酒军清肝热；引用天仙藤、怀牛膝入络活血，以去络中之郁滞而和气道。

77. 肝热气滞，胃蓄湿饮，胸胁胀闷案三

三月十八日，赵文魁请得端康皇贵妃脉息，左关沉弦近数，右关沉滑。肝阳郁遏，气道不调，以致两胁作疼，肢臂抽痛。今拟清肝调气活络之法调理。

杭白芍四钱 醋柴一钱五分 元胡四钱（炙） 萸连二钱（研） 羚羊角面六分（煎） 沉香八分（煎） 姜朴三钱 栝蒌六钱 橘红络各三钱 钩藤四钱 焦楂四钱

引用青皮子三钱（研）、炒枳壳三钱。

〔按〕肝气郁结，气道不调，阳郁化热，络脉不调，故有脉沉弦近数，两胁作疼，肢臂抽痛等症；素体肝胃不调，胃有湿饮，故脉又见沉滑之象。法当调气为先，佐以清肝活络化饮之法。方中白芍敛肝阴，柔肝体，柴胡疏肝解郁，二药合用重在调肝顺气；萸连、羚羊角、钩藤清肝热，平肝阳；元胡、焦楂行气活血，调肝和胃；沉香、姜朴、栝蒌、橘红络理气和胃，化饮活络；引用青皮入肝经，疏肝理气，枳壳入胃经，行气宽中，二药为引重在疏肝解郁，理气和胃。

78. 肝热气滞，胃蓄湿饮，胸胁胀闷案四

三月十九日，赵文魁请得端康皇贵妃脉息，左关沉弦，右关沉滑。诸证轻减，唯肝胃尚欠和畅。今拟清肝调气舒化之法调理。

青皮子三钱（研） 姜朴三钱 元胡四钱（炙） 沉香四分（研） 羚羊角面四分（先煎） 姜连一钱五分（研） 焦楂四钱 酒军二钱 钩藤四钱

引用郁李仁四钱（研）、栝蒌八钱。

〔按〕服前方后，诸证轻减。唯肝胃之气尚欠和畅，脉见沉弦、沉滑之象，湿饮未去亦可知，故用清肝调气舒化之法。方中羚羊、姜连、酒军、钩藤清肝热，平胆阳；青皮子、姜朴、沉香疏肝理气，和胃化饮；引用郁李仁下气去滞，栝蒌行气宽胸化痰浊，二药为引功在理气化饮而调肝胃。

79. 肝经有热，气道欠调，胸胁堵满案一

三月二十四日酉刻，赵文魁请得端康皇贵妃脉息，左寸关沉弦，右寸关沉滑。肝经有热，气道欠调，以致胸胁堵满，中气不舒。今拟和肝调气舒化之法调理。

青皮子三钱（研） 姜朴三钱 沉香八分（研） 橘红三钱 杭白芍四钱（生） 焦楂六钱 萸连二钱（研）

枳壳三钱　腹皮子四钱　酒军二钱　丹皮三钱

引用栝蒌八钱、胆草三钱。

〔按〕肝经之热，多用于肝郁化热，肝气郁结，气道不利，横逆化胃，则有胸胁堵满之症，脉沉弦或沉滑，是饮邪内蓄之象。治当以疏肝和胃、理气化饮之法，以气顺则饮湿之邪自化。方中白芍酸苦微寒，入肝经，养肝阴而柔肝体；青皮子、姜朴、沉香、橘红、枳壳、腹皮子疏肝理气，和胃化饮；萸连、酒军、丹皮清肝热，和肝血。引用栝蒌味甘性寒，归肺胃大肠经，甘寒润降，导痰浊下行为其所长，《本草纲目》称它"能降上焦之火，使痰气下降"；胆草苦寒，长于泄肝经火热，二药为引旨在泄肝热，化痰浊，宣通气机。

80. 肝经有热，气道欠调，胸胁堵满案二

三月二十五日，赵文魁等请得端康皇贵妃脉息，左寸关沉而近数，右关尚滑。肝气较舒，饮热亦减，唯胃胁堵闷，中气欠调。今议用和肝调中清热之法调理。

小生地四钱　杭芍四钱（生）　栝蒌八钱　青皮子三钱（研）　炙元胡三钱　沉香八分（研）　姜朴三钱　萸黄连二钱（研）　酒胆草三钱　生栀四钱（仁研）　焦楂四钱

引用羚羊角面六分（先煎）。

〔按〕本案虽肝气较舒，饮热亦减，但胃胁堵满之症，仍是肝胃不和，气机不畅之证，脉来近数，肝热未除之象，故法以调肝为主。方中生地、白芍养肝阴，清肝热；青皮子、元胡入肝经，理气和血；沉香、姜朴、栝蒌理气和胃化饮；焦楂和胃化滞；萸黄连、酒胆草、生栀仁清肝热，泻肝火。羚羊角面，入肝经，清肝热，泻肝火，用为引药，重在泻肝经火邪，以平肝气。

81. 肝经有热，气道欠调，胸胁堵满案三

三月二十六日，赵文魁请得端康皇贵妃脉息，左关略弦，右关沉滑。肝气渐舒，饮热亦减，唯胸膈满闷，有时口渴。今拟用宽中调气化饮之法调理。

溏栝蒌六钱　薤白一钱五分　枳壳三钱　沉香八分(研)　青皮子三钱(研)　香附四钱(炙)　元胡三钱(炙)　萸连二钱(研)　生栀三钱(研)　赭石四钱(锻)　酒军二钱　胆草三钱

引用羚羊角面六分(先煎)。

〔按〕本案证情与前案相近，唯痰浊阻于胸膈不化，故有胸膈满闷，有时口渴之症，故加用薤白、赭石以降痰浊，开胸痹；且赭石与酒军合用，功在降泄肝经火热，这样痰浊火热之邪从下而解，胸膈满痛之症也自能除矣。

82. 肝经有热，气滞欠舒，胸膈满痛案一

四月初二日酉刻，赵文魁请得端康皇贵妃脉息，左寸关弦数，右寸关滑而近数。肝经有热，气滞欠舒，以致胸膈满痛，肢节抽疼。今拟用清肝调气活络之法调理。

青皮子三钱(研)　姜朴三钱　沉香六分(研)　香附三钱(炙)　溏栝蒌六钱　元胡四钱(炙)　钩藤三钱　胆草三钱　橘红络各三钱　丹皮三钱　枳壳三钱　酒军二钱

引用羚羊角面八分(先煎)、竺黄三钱。

〔按〕肝郁日久则化热，肝胃不和，气滞欠舒，脉络不调，则有胸膈满痛、肢节抽疼等症。痛本在肝，关键在于气机不调，故当以清肝调气为主，和胃活络为辅。方用钩藤、胆草、丹皮、酒军清肝热，和肝血；青皮子、香附、元胡理气；沉香、枳壳、溏栝蒌、橘红络、姜朴理气和胃，化痰和络。引用羚羊角入肝经，竺黄甘寒入肝胆经，既能清热，又能化痰浊，二药为引重在清肝热。

83. 肝经有热，气滞欠舒，胸膈满痛案二

四月初三日，赵文魁请得端康皇贵妃脉息，左寸关弦数，右寸关滑数。气道未畅，饮热尚盛，以致胸闷身倦，左臂窜疼。今拟用调气清热活络之法调理。

青皮子三钱（研）　香附四钱（炙）　赤芍药三钱　钩藤三钱　溏栝蒌八钱（捣）　元胡三钱（炙）　橘红络各三钱　沉香六分（研）　龙胆草三钱　萸连二钱（研）　炒枳壳三钱　桑叶六钱

引用羚羊角面八分（先煎）。

〔按〕脉仍见弦滑数，症见胸闷身倦，左臂窜疼，是肝胃饮热尚盛，气道未畅，络脉未调之象，故仍用调气清热活络之法。方中青皮子、香附、元胡疏肝气；沉香、炒枳壳、橘红络、溏栝蒌和胃理气化饮；钩藤、桑叶、龙胆草、萸连清肝热；引用羚羊角，清热平肝，旨在增加清肝热的作用。

84. 肝经有热，气滞欠舒，胸膈满痛案三

四月初四日，赵文魁请得端康皇贵妃脉息，左关弦数，右寸关滑数。精神清爽，夜寐安适，唯气道欠调，湿热未净，以致胸次欠畅，两臂窜疼，左腿酸软，谷食未能如常。今拟用调气清热活络之法调理。

炙香附三钱　赤芍三钱　青皮子三钱（研）　钩藤三

钱　溏栝蒌八钱(捣)　条芩三钱　炒枳壳三钱　秦艽三钱　龙胆草三钱　酒军二钱　醋元胡三钱　木通三钱

引用栝蒌根五钱。

〔按〕肝郁气热，气道欠调，肝气夹火热，横逆走窜为患，故有胸次欠畅，两臂窜疼，左腿酸软，谷食未能如常等症，治疗在于调气清热活络。方中香附、青皮子、炒枳壳、溏栝蒌和胃调气化饮邪；龙胆草、钩藤、条芩、酒军清肝热；赤芍、元胡理肝血而和络；秦艽、木通疏风化湿活络。引用栝蒌根，入肺胃经，性味苦微甘而寒，能清热和胃化痰饮而和络脉，用之为引，重在化热和络。

85. 肝阳未静，湿热未清，两臂窜痛案

四月初六日，赵文魁请得端康皇贵妃脉息，左关弦数，右寸关滑而近数。气道渐畅，两臂窜疼较轻。唯肝阳未静，湿热未清。今拟用和肝清热化湿之法调理。

生杭芍四钱　青皮三钱(研)　茵陈三钱　酒连一钱五分(研)　溏栝蒌六钱　法夏三钱　秦艽三钱　橘红三钱　生栀仁三钱　丹皮三钱　枳壳三钱(炒)　酒军一钱五分

引用羚羊角面六分(先煎)。

〔按〕证情虽减，但肝阳未静，阳热内动，湿浊仍未化净，故仍需用和肝清热化湿之法治疗。方中生杭芍敛肝阴，柔肝体；青皮、茵陈调肝理气；酒连、生栀、丹皮、酒军清降肝热；溏栝蒌、法夏、橘红、枳壳理气和胃化痰浊；秦艽疏风化湿活络；引用羚羊角，重在清肝和肝。

86. 气道郁遏，血脉欠和，湿热流注下肢结核作肿案

四月初七日，赵文魁请得端康皇贵妃脉息，左关弦数，右寸关滑而近数。气道郁遏，血脉欠和，以致湿热流注。右腿起有结核，微肿作痒，胸闷口渴，身肢酸倦。今拟用开郁和脉化湿之法调理。

中生地四钱　赤芍三钱　炒没药三钱　栝蒌根六钱　溏栝蒌八钱（捣）　连翘四钱　法半夏三钱　浙贝母四钱（研）　青皮子三钱（研）　郁金三钱（研）　川黄柏三钱　橘红络各二钱

引用羚羊角面八分（先煎）、怀牛膝三钱。

〔按〕因气郁不畅，血脉欠和，脉络不利，而致湿热流注。故有右腿起有结核、微肿作痒、胸闷口渴、身肢酸倦等症。治当以开郁活血和脉，清热化湿理气之法。方中青皮子、郁金、生地、赤芍、没药开郁活血调肝；连翘、黄柏、浙贝、栝蒌根清热化痰消肿；半夏、橘红络、溏栝蒌通络，与诸药相伍，共奏散结消肿之功。引用羚羊角清肝热，怀牛膝活血脉，性降能引诸药下行，二药为引功在清热调肝，散结消肿，使药到病处。

87. 湿热尚盛，血脉欠和，两臂窜痛案一

四月初八日，赵文魁请得端康皇贵妃脉息，左关弦数，右寸关滑而近数。气道渐畅，两臂窜疼较轻，唯湿热尚盛，血脉欠和。今拟用清肝和脉化湿之法调理。

中生地四钱　赤芍三钱　栝蒌根六钱　浙贝三钱（研）　青皮子三钱（研）　连翘三钱　法半夏三钱　菊花三钱　生栀仁三钱　海藻三钱　炒枳壳三钱　酒军二钱

引用黄芩三钱。

〔按〕服前方后，症情有减，唯湿热尚盛，血脉欠和，故仍用清肝和络化湿之法调理。方中生地、赤芍、酒军清肝活血散瘀消肿；青皮子、菊花疏肝解郁；生栀、连翘清热解毒消肿；栝蒌根、浙贝、海藻软坚化痰，散结消肿；半夏、枳壳理气和胃化痰。引用黄芩苦寒，善解火毒，又能化湿热，用为引药，旨在化湿清热凉血解毒以消肿痛。

四月初八日端康皇贵妃犀黄丸方：

乳香五钱　没药五钱　麝香七分五厘　牛黄四分

共研细面，用黄米饭六钱捣烂，入药面，再捣融合，丸如莱菔子大，每晚服五分，热陈绍酒送下。

〔按〕犀黄丸出自《外科证治全生集》中，主治黄痃、瘰疬、痰核、流注、乳岩等。具有清热解毒、化痰散结、活血祛瘀的功效。在此拟用犀黄丸主治贵妃的“结核”肿痛之证是很适合的。方中牛黄清热解毒，豁痰散结；麝香辛温走窜，既能活血散结，又能通经活络，两药一寒一温，相反相成，则效更佳；乳香、没药活血化瘀，消肿定痛；米饭和养胃气，使诸药攻邪而不碍胃；热陈绍酒，能引气活血，而助药使，诸药相配，颇为精当。

四月初八日端康皇贵妃化核膏方：

干蜗牛二十个　鲜白菊根　薄荷　牛蒡　苍耳子　连翘　苦参　白蔹　白芥子　僵蚕　水红花子　大黄　荆芥　防风各一两

用香油四觔将药熬枯，去渣，将油再秤准分两，加苏合香油一两，每油一觔入黄丹七两，熬成膏，临用时加麝香少许。

〔按〕本方是从《外科全生集》化核膏化裁而来，多外用，敷贴患处，主治瘰疬痰核等证。方中蜗牛咸寒小毒，有解热消毒之功，《本经逢原》称它有“治诸肿毒痔漏”的作用，多研烂外用。白菊根有解毒利水之功用，多用于瘰疬未破、疔疮、喉癣、癃闭等。荆芥、防风、薄荷、牛蒡、苍耳子均为辛散之风药，固此性浮，能疏风清热化毒，用治在肌表之肿毒，有解毒消肿之功；连翘、白蔹、苦参，苦寒入心经，能泻心火，消肿毒，可用治于疮毒痈肿、瘰疬等；玄参苦咸寒，入肾经，有滋阴、降火、解毒之功，瘰疬疮毒多用之。白芥子、僵蚕化痰散结消肿，大黄、水红花子活血化瘀，散结消肿。诸药相配，气血并调，有清热解毒、活血化痰之功。用治痰核瘰疬疗效较好，与前两方合用，内外兼治，气血并调，则效更佳。

88. 湿热尚盛，血脉欠和，两臂窜痛案二

四月初九日，赵文魁请得端康皇贵妃脉息，左关弦数，右寸关滑而近数。肝气流注，湿热未清，肩臂以及左腿气窜作疼，精神较倦。今拟用调气活络化湿之法调理。

中生地四钱　赤芍三钱　栝蒌根六钱　钩藤三钱　青皮子三钱（研）　木香二钱　法半夏三钱　海藻三钱　橘红络各三钱　黄芩三钱　黑栀仁三钱　酒军一钱五分

引用桑叶二两熬汤煎药。

〔按〕肝气郁结，气郁化火，气火流窜，湿热蕴郁，以致出现肩臂以及左腿气窜作疼，精神较倦等症，法当治以清肝调气，活络化痰湿之法。方中生地养肝凉血，赤芍、酒军清肝热而又能活血调肝；青皮子、木香疏肝理气；钩藤、黄芩、黑栀仁清肝热；栝蒌根、法半夏、海藻、橘红络化痰活络，软坚消肿。引用桑叶，能疏风清热，又能凉血平肝，用为引药，可收气血并调之功。

89. 肝脾不和，中气欠畅，胸膈满闷案一

四月十四日，赵文魁请得端康皇贵妃脉息，左寸关弦而近数，右寸关沉滑，肝脾不和，中气欠畅，以致胸膈满闷，食后肢倦，时作嘈杂，夜寐欠适。今拟清肝快脾育神之法调理。

杭白芍四钱　青皮三钱（研）　焦楂四钱　姜朴三钱　腹皮子四钱　陈皮三钱　栝蒌六钱　枳壳三钱　牡丹皮三钱　稻芽三钱（炒）　酒军一钱五分　甘草五分

引用羚羊角面六分（先煎）。

〔按〕肝气横逆克犯脾土，以致肝脾不和，中气欠畅，混浊不化，郁热内伏，故有胸膈满闷、食后肢倦、时作嘈杂、夜寐欠安等症，故法当清肝热，养心神，理气扶脾。方中白芍敛肝柔肝；青皮疏肝理气；丹皮、酒军清肝热而和血；姜朴、腹皮子、陈皮、栝蒌、枳壳理气化痰快脾；焦楂、炒稻芽消食和胃扶脾运；甘草甘平，扶脾养心，又能缓和药性，诸药合用既能调肝清热，又能理气快脾，使肝热清，痰浊化脾运健，则心神自得养育。引用羚羊角重在清肝镇肝，使肝经气热，不致上扰横逆为害。

90. 肝脾不和，中气欠畅，胸膈满闷案二

四月十五日，赵文魁请得端康皇贵妃脉息，左关略弦，右寸滑数。气道欠舒，肝脾不和。今拟用疏肝醒脾化饮之法调理。

炙香附三钱　栝蒌六钱　姜朴三钱　陈皮三钱

青皮子三钱(研)　木香二钱(研)　枳壳三钱　焦术二钱　法半夏三钱　槟榔四钱(焦)　萸连二钱(研)　熟军二钱

引用羚羊角面六分(先煎)、焦三仙各三钱。

〔按〕本病案关键在于肝脾不和,肝郁化热,脾滞不运,治疗在于清肝理气,扶脾化滞。方中香附、青皮子疏肝理气,萸连、熟军清降肝热,枳壳、焦术扶脾理气,栝蒌、姜朴、陈皮、木香、法半夏、槟榔,理气化痰,和胃快脾。引用羚羊角,清肝平肝,焦三仙和胃运脾。二药为引,旨在调肝气,和脾胃。

91. 肝脾不和,中气欠鬯,胸膈满闷案三

四月十七日,赵文魁请得端康皇贵妃脉息,左关略弦,右关微滑,诸证均愈,唯胃气尚欠调畅。今拟用疏肝和胃活络之法调理。

青皮子三钱(研)　栝蒌六钱　白蔻一钱五分(研)　姜朴三钱　炒枳壳三钱　元胡三钱(炙)　牛膝四钱　秦艽三钱　橘红络各三钱　防己三钱　熟军二钱　生栀仁四钱(研)

引用胆草三钱、焦三仙各三钱。

〔按〕肝经气火内郁,横逆犯胃,走窜为患,以致胃气不畅,络脉不和,故邪内蓄,虽诸证均愈,但脉仍见左关略弦,右关微滑之象。故用疏肝和胃活络之法调治。方中青皮子、元胡疏肝和血;熟军、生栀清肝热而又能活血凉血,使肝血畅则肝气易舒,肝热易清;栝蒌、白蔻、姜朴、枳壳、橘红络理气化痰,和胃活络;牛膝、秦艽、防己活血通络;引用胆草泄肝热,焦三仙和胃消滞,二药为引，旨在调肝和胃为主。

92. 肝经蕴热，胸胁胀闷案一

五月十一日，赵文魁请得端康皇贵妃脉息，左关沉弦，右关沉滑。肝经有热，胃蓄湿饮，以致胸闷口渴，中气欠调。今拟清肝调气化饮之法调理。

酒胆草三钱　丹皮三钱　枯芩三钱　炒栀四钱　青皮子三钱（研）　姜朴三钱　栝蒌六钱　沉香四分（研）　腹皮子四钱　枳壳三钱　酒军一钱五分

引用鲜竹叶一两（带梗）、羚羊角面六分（先煎）。

〔按〕肝经郁热，气机不调，胃蓄湿饮，中气欠调，故用清肝调气治其郁热，理气和胃以化湿饮。方中酒胆草、丹皮、枯芩、炒栀清肝热，青皮子理气疏肝，共解肝经郁热；姜朴、栝蒌、沉香、腹皮子、枳壳理气和胃化饮；酒军苦寒性降，能清降肝胃火热之邪，不使上犯。引用鲜竹叶气味清香，既能疏风清热，又能化湿利尿，用为引药，旨在解郁热，化湿饮；羚羊角入肝，能清肝平肝，旨在清镇肝经，防肝经气热内窜为患，以减轻疼痛。

93. 肝经蕴热，胸胁胀闷案二

五月十二日，赵文魁请得端康皇贵妃脉息，左关沉弦，右关沉滑。诸证均愈，只肝经蕴热未清。今拟清肝调中化湿之法调理。

酒胆草二钱　丹皮三钱　枯芩三钱　姜朴三钱　腹皮子四钱　萸连一钱五分（研）　木通二钱

引用鲜竹叶一两（带梗）、羚羊角面六分（先煎）。

〔按〕服前方病情好转，只肝经蕴热未清，故仍以清肝调中化湿为法，续以前方进退。加用木通苦寒性降，能泻气分湿热，导湿热从小便而出，乃实者泻子之法。

94. 肝经留饮，偶有外感，头疼胸闷案一

闰五月初六日酉刻，赵文魁请得端康皇贵妃脉息，左寸关弦数，右寸关浮滑。肝热留饮，偶感暑邪，以致头疼肢倦，胸膈满闷。今拟清暑调肝化饮之法调理。

粉葛根二钱　薄荷二钱　白芷二钱　新会三钱　青皮子三钱(研)　姜朴三钱　姜连一钱五分(研)　栝蒌六钱　炒枳壳三钱　酒军一钱五分　木通二钱　泽泻三钱

引用灯心竹叶水煎药。

〔按〕素体肝热停留，又感暑邪，标本同病，以致出现头疼肢倦、胸膈满闷之症，治当外解暑邪，内治肝热留饮。方中葛根、薄荷、白芷疏风解暑治于外；新会皮、青皮、姜朴、枳壳调气化饮和肝胃；姜连、栝蒌、酒军清热化饮以除饮热；木通、泽泻淡渗利尿，既可化饮，又可解暑邪；灯心、竹叶归心肺经，能清心解暑，导暑热之邪从小便而解，用之为引，旨在清心利尿以解暑邪。

95. 肝热留饮，偶有外感，头痛胸闷案二

闰五月初六日，赵文魁请得端康皇贵妃脉息，左关沉弦，右关沉滑。暑湿化解，唯肝气尚欠调和，以致胸膈满闷，左臂抽疼。今拟清肝活络化饮之法调理。

青皮子三钱(研)　姜朴三钱　枳壳三钱　栝蒌六钱　橘红络各三钱　萸连一钱五分(研)　酒芩三钱　钩藤三钱　腹皮子四钱　木通二钱　楂炭四钱

灯心竹叶水煎药。

〔按〕服前方，暑邪化解，而症见胸膈满闷，左臂抽疼，是肝气欠调，胃饮内停，络脉不和之象，新病已除，治当以清肝活络化饮为主。方中青皮子、姜朴、枳壳、栝蒌调肝和胃，理气化饮；萸连、酒芩、钩藤清肝热；腹皮子、楂炭和胃化滞；橘红络化痰活络，木通清热化湿通络。灯心、竹叶用于暑热天气，清心利尿，旨在防暑邪为病。

96. 肝热留饮，偶有外感，头痛胸闷案三

闰五月初八日，赵文魁请得端康皇贵妃脉息，左关沉弦，右关沉滑。诸证均愈，唯肝气尚欠调畅。今拟清肝热活络之法调理。

青皮子三钱（研）　姜朴三钱　枳壳三钱　萸连一钱五分（研）　溏栝蒌六钱　钩藤四钱　胆草三钱　酒军一钱五分　橘红络各三钱　腹皮子二钱　槟榔三钱（焦）

引用灯心竹叶水煎药。

〔按〕服前方后，诸证均愈，唯肝气欠调，病情尚稳，故续用前方进退，加用龙胆草，旨在清泄肝经郁热，以调肝气。

97. 肝经有热，气道欠调，胸膈堵闷案一

闰五月十九日，赵文魁请得端康皇贵妃脉息，左寸关弦数，右寸关滑而近数。肝经有热，气道欠调，以致胸膈堵闷，两胁胀满。今拟清肝调气舒化之法调理。

青皮子三钱（研）　姜朴三钱　沉香八分（研）　元胡三钱（炙）　腹皮子四钱　萸连一钱五分（研）　栝蒌六钱　枳壳三钱　鲜竹叶三十片　酒军一钱五分　木通二钱

引用楂炭四钱、枯芩四钱。

〔按〕脉见弦滑数象，症见胸膈堵闷、两胁胀满之症，是肝经郁热，肝胃不和，气机不调，湿饮不化之故，法当清肝调气，和胃化饮。方中青皮子、元胡疏肝理气；酒军、萸连、栝蒌清肝降火；姜朴、沉香、腹皮子、枳壳理气和胃化饮；鲜竹叶、木通清心降火；引用楂炭、枯芩旨在和胃清肝以调气。

98. 肝经有热，气道欠调，胸膈堵满案二

闰五月二十日，赵文魁请得端康皇贵妃脉息，左寸关弦而近数，右寸关沉滑。肝热尚盛，气道仍欠调和，以致胸膈满闷，身肢疲倦。今拟清肝调中化湿之法调理。

青皮子三钱（研）　姜朴三钱　沉香六分（研）　胆草三钱　腹皮子四钱　粉葛二钱　橘红络三钱　枳壳三钱　炒茅术三钱　酒军一钱五分　木通二钱　泽泻三钱

灯心竹叶水煎药。

〔按〕肝热内盛，气道不利，以致胸膈满闷，身肢疲倦。法当清肝热调气机，和脾胃化湿浊。方中青皮子疏肝气，胆草、酒军清降火；姜朴、沉香、腹皮子、橘红、枳壳、炒茅术、泽泻理气和胃，运脾化浊；葛根甘辛凉，能升发清阳而解热生津；木通苦寒，能清心降火而通经络，二药一升一降，升清降浊，旋转气机。灯心、竹叶，清心利尿解暑，炎夏用之，为时令用药，功在解暑热而利湿也。

99. 肝经有热，气道欠调，胸膈堵闷案三

闰五月二十一日，赵文魁请得端康皇贵妃脉息，左寸关弦而近数，右部沉滑。肝热欠清，气道未畅，以致湿饮不化，头晕肢倦，胸闷作疼。今拟用清上调中化饮之法调理。

甘菊花三钱　薄荷二钱　粉葛三钱　防风二钱　青皮子三钱(研)　姜朴三钱　沉香一钱五分(研)　枳壳三钱　酒胆草三钱　元胡四钱(炙)　生栀仁四钱(研)　酒军二钱

引用西瓜翠衣熬汤煎药。

〔按〕肝经郁遏之阳，横窜上逆，以致气道不畅，湿饮不化，清窍不利，而见头晕肢倦、胸闷作疼等症。法当清上平肝，调中化饮。方中菊花、薄荷、粉葛、防风疏风清上而调肝气；青皮子、姜朴、沉香、枳壳、酒胆草、元胡、生栀仁、酒军，诸药合用，既能疏胆和胃，理气化饮，又能清肝和血，使气血并畅，则肝经郁热自得清解。引用西瓜翠衣，取其能清热解暑，生津利尿，有涤暑解渴之功，是为时令之药。

100. 肝经有热，气道欠调，胸膈堵闷案四

闰五月二十二日，赵文魁请得端康皇贵妃脉息，左寸关弦缓，右部尚滑。肝热较轻，停饮渐化，唯有时头晕，气道尚欠调和。今拟用清上和肝化饮之法调理。

甘菊花三钱　薄荷二钱　粉葛三钱　防风二钱　腹皮子四钱　沉香一钱(研)　姜朴三钱　青皮三钱(研)　生栀仁四钱(研)　花粉四钱　枳壳三钱　酒军二钱

引用西瓜翠衣熬汤煎药。

〔按〕服前方后，肝热渐减，停饮渐化，唯有时头晕，气道尚欠调和，故仍用前法续进，在前方的基础上，减去胆草、元胡，加用花粉以清热生津而和肺胃。

101. 肝经有热，胸膈堵闷案五

闰五月二十三日，赵文魁等请得端康皇贵妃脉息，左关略弦，右部滑缓。诸证轻减，唯肝气尚欠调和。今议用和肝清热化饮之法调理。

杭白芍四钱　生地四钱　甘菊三钱　薄荷一钱五分　酒胆草三钱　生栀三钱　花粉三钱　瓜蒌四钱　青皮子三钱（研）　姜朴三钱　枳壳二钱　熟军二钱

西瓜翠衣熬汤煎药。

〔按〕肝气欠和，肝热内郁，湿饮内蓄，治仍用和肝清热化饮之法。肝体阴而用阳，方中白芍、生地养肝阴敛肝阳；甘菊、薄荷、青皮疏风清热，理气开郁；胆草、生栀、熟军清肝泻热；花粉、栝蒌、姜朴、枳壳理气和胃化饮；西瓜翠衣，辛凉涤暑，为时令之药。

102. 肝气郁滞，湿饮不调，水气凌心胸膈疼痛案

闰五月二十三日酉刻，赵文魁请得端康皇贵妃脉息，左寸关弦数，右部沉滑。肝气郁滞，湿饮不调，以致水气凌心，胸膈疼痛。今拟调肝拈痛化饮之法调理。

醋杭芍四钱　元胡三钱（炙）　醋柴一钱五分　香附三钱（炙）　煨木香二钱（研）　枳壳三钱　白蔻一钱五分（研）　陈皮三钱　青皮子三钱（研）　防风二钱　丁香八分（研）　泽泻三钱

引用腹皮子四钱、西瓜翠衣熬汤煎药。

〔按〕肝气湿饮交结互阻，上逆胸膈，以致水气凌心，胸膈疼痛，法当调肝气化湿饮而拈痛。方中白芍、元胡、醋柴、香附、青皮调肝；木香、枳壳、白蔻、陈皮、防风、丁香、泽泻理气和胃而化湿饮；大腹皮子辛温，归脾胃大肠经，能理气消滞而化饮，用之为引，旨在降气化饮。

闰五月二十四日端康皇贵妃清胃漱牙方：

生石膏六钱　赤芍二钱　红花二钱　防风一钱　生蒲黄一钱（包）　食盐四钱

水煎漱之。

〔按〕本方名清胃漱牙饮，证当是风火牙痛，胃热内盛，方中生石膏清胃热，防风疏风开郁，以泄火热；赤芍、红花、生蒲黄凉血化瘀止血；食盐咸寒，入胃肾经，且有引热下行之能，有清火凉血解毒之功，可治牙龈出血、牙痛等症，用于火热牙痛，也是取“热淫于内，治以咸寒”之法也。

103. 内蓄饮热，外搏暑邪，头晕渴饮案一

六月初八日，赵文魁请得端康皇贵妃脉息，左寸关弦而近数，右寸关浮滑。内蓄饮热，外受暑邪，以致头晕肢倦，口渴引饮。今拟清暑调中化饮之法调理。

粉葛根二钱　薄荷一钱五分　防风一钱五分　苏梗一钱五分　生石膏六钱　知母三钱　川连二钱（研）　橘红三钱　腹皮子四钱　枳壳三钱　酒军二钱　枯芩四钱

引用滑石块六钱、灯心竹叶水煎药。

〔按〕旧有饮热内蓄，又外感暑邪，内外交困，故有头晕肢倦、口渴引饮等症。新病为急，故当以化暑清热为主。方中葛根、薄荷、防风、苏梗辛散调气治暑于外，石膏、知母苦寒清暑热于内；佐以川连、黄芩、酒军、橘红、腹皮子、枳壳清化饮热，使新邪旧疾不致相互为患，则外邪易祛。引用滑石、灯心竹叶水清心利小便，为治暑之妙法。

104. 内蓄饮热，外搏暑邪，头晕渴饮案二

六月初九日，赵文魁请得端康皇贵妃脉息，左关沉弦，右关沉滑。诸证均愈，唯肝气尚欠和畅，今拟清肝调中化饮之法调理。

青皮子三钱（研） 杭芍四钱 枳壳三钱 姜朴三钱 腹皮子四钱 丹皮三钱 枯芩四钱 木通二钱 焦三仙各三钱 炒栀三钱 熟军二钱

引用橘红三钱。

105. 肝气郁滞，湿饮欠调，流窜作痛案一

六月十一日，赵文魁请得端康皇贵妃脉息，左寸关弦而近数，右寸关沉滑。肝气郁滞，湿饮欠调，以致流窜作疼，牵及腰际。今拟清肝活络拈痛之法调理。

青皮子三钱（研） 玄胡三钱（炙） 赤芍三钱 姜朴三钱 腹皮子四钱 牛膝三钱 防己三钱 法夏三钱 橘红络各三钱 枳壳三钱 酒军二钱 木通二钱

引用赤苓四钱、茅术三钱（炒）、胆草三钱。

106. 肝气郁滞，湿饮欠调，流窜作痛案二

六月十二日，赵文魁请得端康皇贵妃脉息，左寸关弦而近数，右寸关沉滑。肝热气滞欠舒，湿饮未化，以致胸满咽痛，牵引腰疼。今拟用清肝拈痛化湿之法调理。

青皮子三钱（研） 香附三钱（炙） 栝蒌六钱 沉香一钱五分（研） 怀牛膝三钱 防己三钱 秦艽三钱 胆草三钱 橘红络各三钱 生栀四钱（仁研） 枳壳三

钱　酒军三钱

引用羚羊角面一钱(煎)、竺黄四钱。

107. 肝气郁滞，湿饮欠调，流窜作痛案三

六月十三日，赵文魁请得端康皇贵妃脉息，左寸关弦而近数，右寸关尚滑。肝热较减，湿饮输化未清。今拟用疏肝活络化湿之法调理。

青皮子三钱(研)　香附三钱(炙)　栝蒌六钱　沉香一钱五分(研)　怀牛膝四钱　防己四钱　钩藤三钱　胆草三钱　橘红络各三钱　竺黄四钱　姜朴三钱　酒军二钱

引用羚羊角面一钱(煎)、朱衣滚痰丸三钱(包)。

108. 肝气郁滞，湿饮欠调，流窜作痛案四

六月十四日，赵文魁请得端康皇贵妃脉息，左寸关沉弦，右部尚滑。气道较舒，湿饮渐化。今拟照昨方加减调理。

青皮子三钱(研)　香附三钱(炙)　栝蒌六钱　沉香一钱五分(研)　怀牛膝四钱　防己四钱　钩藤三钱　黄连二钱(研)　橘红络各三钱　竺黄四钱　姜朴三钱

引用羚羊角面一钱(煎)、朱衣滚痰丸四钱(包)。

〔按〕肝热气郁，脾胃气滞，湿饮内蓄，以致热、气、饮相互交结不化，外则阻于络脉而致流窜作疼，牵及腰际；内阻气道，胸满咽痛。法当清肝热，解气郁，化湿饮，和脾胃。连日进服清肝调中化饮之剂，用青皮子、元胡、香附等疏肝郁；枳壳、姜朴、腹皮子、沉香等以理气和脾胃；橘红络、竺黄、栝蒌、滚痰丸等以化痰饮；胆草、钩藤、牛膝、酒军等清降肝热，以求热清、气调、饮化而病自愈。

109. 肝经有热，气道不调，头痛胸闷案一

七月初二日，赵文魁请得端康皇贵妃脉息，左寸关弦而近数，右关沉滑。肝经有热，气道不调，以致头疼胸闷，食后身倦。今拟清上调肝醒脾之法调理。

酒胆草三钱　青皮三钱　姜朴三钱　沉香四分（煎）　焦槟榔三钱　栝蒌六钱　楂炭六钱　枯芩三钱　炒枳壳三钱　酒军一钱五分　新会皮三钱

引用羚羊角面六分（先煎）、钩藤三钱。

110. 肝经有热，气道不调，头痛胸闷案二

七月初三日，赵文魁请得端康皇贵妃脉息，左关沉弦，右关沉滑。气分较畅，唯肝热尚欠清和。今拟清上调肝醒脾之法调理。

杭白菊四钱　抚芎一钱五分　醋柴八分　胆草三钱　威灵仙一钱五分　薄荷一钱五分　枯芩四钱　炒栀三钱　炒枳壳三钱　姜朴三钱　萸连一钱五分（研）　钩藤三钱

引用羚羊角面六分（先煎）、焦三仙各三钱。

111. 肝经有热，气道不调，头痛胸闷案三

七月初四日，赵文魁请得端康皇贵妃脉息，左关沉弦，右关沉滑。肝热未清，以致头项强痛。今拟清上和肝舒化之法调理。

杭白芍四钱　抚芎一钱五分　薄荷一钱五分　甘菊三钱　酒胆草三钱　炒栀三钱　枯芩三钱　丹皮三钱　炒枳壳三钱　熟军一钱五分　钩藤三钱　橘络三钱

引用羚羊角面六分（先煎）、鲜桑叶十片。

112. 肝经有热，气道不调，头痛胸闷案四

七月初五日，赵文魁请得端康皇贵妃脉息，左关弦数，右寸关滑而近数。气道郁遏，湿热困脾，以致头闷项强，胸胁胀满，纳食欠香，身肢懒倦。今拟用调气清肝化湿之法调理。

小青皮三钱　抚芎一钱五分　炒枳壳三钱　钩藤四钱　焦神曲四钱　甘菊三钱　栝蒌根六钱　秦艽二钱　南薄荷二钱　橘红三钱　焦楂肉四钱　酒军一钱五分

引用羚羊角面六分(先煎)、胆草三钱。

113. 肝经有热，气道不调，头痛胸闷案五

七月初六日，赵文魁请得端康皇贵妃脉息，左关弦数，右寸关滑而近数。筋脉欠和，蓄热未清，项间觉强，食后懒倦。今拟用和脉化湿清热之法调理。

橘红络各三钱　青皮三钱　钩藤四钱　赤芍三钱　栝蒌根六钱　抚芎一钱五分　木通三钱　木香一钱五分(研)　条黄芩三钱　生栀　壳砂八分(研)

引用羚羊角面六分(先煎)。

114. 肝经有热，气道不调，头痛胸闷案六

七月初七日，赵文魁请得端康皇贵妃脉息，左关弦数，右寸关滑而近数。肝阳未静，筋脉欠和，以致项间抽疼，心中颇觉不适，胸闷腹胀，谷食不香。今拟用清肝和脉醒脾之法调理。

龙胆草三钱　赤芍三钱　条黄芩三钱　生栀三钱　栝蒌根六钱　连翘三钱　南薄荷二钱　木香一钱五分　青皮子三钱(研)　酒军一钱五分　炒枳壳三钱　焦三

仙各三钱

引用羚羊角面六分(先煎)。

〔按〕肝阳内动,饮热内蓄,气道不利,筋脉欠和,以致有项间抽疼、心中颇觉不适、胸闷腹胀、纳谷欠香等症,法当清肝热,镇肝阳,醒脾化饮以和脉络。方中胆草、条芩、生栀清肝热;赤芍、酒军理肝血和肝阳;栝蒌根、连翘清热散结和脉络;薄荷、青皮、木香、枳壳理肝醒脾化饮;焦三仙消食和胃。引用羚羊角面镇肝阳,清肝热,引药入肝,旨在调肝为主。

115. 肝经有热,气机不调,头痛胸闷案七

七月初八日,赵文魁请得端康皇贵妃脉息,左关弦数,右寸关滑而近数。筋脉渐和,脾湿未解,食后身倦。今拟用和肝醒脾化湿之法调理。

中生地四钱　生白芍四钱　栝蒌五钱　萸连二钱(研)　生于术一钱　生栀仁三钱　法夏二钱　橘红三钱　焦三仙各三钱　煨木香八分　壳砂一钱(研)

引用酒军一钱。

〔按〕连进清肝醒脾化湿之方,病得以减,但脾湿未解,食后身倦,故以和肝醒脾化湿为法。方中生地、白芍养肝阴敛肝阳;栝蒌、萸连、山栀清热调肝;生于术、木香、壳砂、焦三仙和胃醒脾;法夏、橘红化痰湿;引用酒军清胃和肝。

116. 肝经有热,微受浮感,胸胁满闷身倦案一

七月十二日,赵文魁请得端康皇贵妃脉息,左寸关弦而近数,右寸关浮滑。肝经有热,微受浮感,以致胸胁满闷,身肢酸倦。今拟清解和肝化饮之法调理。

淡豆豉三钱　薄荷一钱五分（后煎）　防风二钱　苏叶一钱五分　香白芷二钱　陈皮三钱　栀仁三钱（炒）　枯芩三钱　炒枳壳三钱　酒军一钱五分　姜朴三钱

引用地骨皮三钱、腹皮子四钱。

117. 肝经有热，微受浮感，胸胁满闷身倦案二

七月十三日，赵文魁请得端康皇贵妃脉息，左关弦缓，右关沉滑。浮感已解，唯肝气尚欠协和。今拟清肝调中活络之法调理。

杭白芍三钱　青皮三钱　胆草三钱　钩藤三钱　橘红络各三钱　醋柴一钱五分　萸连一钱五分（研）　枯芩三钱　腹皮子四钱　枳壳三钱　熟军一钱五分

引用青风藤三钱、秦艽一钱五分。

〔按〕前服疏风清肝之剂，浮风已解，但肝气未畅，脉络失和，故仍以清肝调中，理气活络为法继续调理。方中杭白芍敛肝阴，青皮理气，醋柴解肝郁，钩藤、胆草、萸连、枯芩、熟军清肝热，平胆火，橘红络、腹皮子、枳壳调中化湿活络，引用青风藤、秦艽疏风调肝，祛湿活络，旨在调肝和络。

118. 肝肺有热，中州蓄饮，胸闷神倦案一

七月二十七日，赵文魁请得端康皇贵妃脉息，左关沉弦，右关沉滑。肝肺有热，中州蓄饮。今拟清肝理肺化饮之法调理。

酒胆草三钱　青皮三钱　姜朴三钱　枯芩三钱　炒栀仁三钱　栝蒌六钱　木通二钱　花粉三钱　腹皮子四钱　枳壳三钱　熟军一钱五分　焦楂四钱

引用羚羊角面六分（先煎）。

119. 肝肺有热，中州蓄饮，胸闷神倦案二

八月初二日酉刻，赵文魁请得端康皇贵妃脉息，左寸关沉弦近数，右寸关沉滑。肝热气滞，木盛乘脾，以致胸胁满闷，目青神倦。今拟清肝调气快脾之法调理。

杭白芍四钱　青皮三钱　香附三钱（炙）　木香八分　朱赤苓四钱　萸连一钱五分（研）　薄荷一钱　胆草三钱　腹皮子四钱　焦楂四钱　新会白三钱

引用炒稻芽四钱、枯芩三钱。

120. 肝肺有热，中州蓄饮，胸闷神倦案三

八月初三日，赵文魁请得端康皇贵妃脉息，左关尚弦，右寸关沉滑。肝热气滞欠舒，脾经湿饮未化。今拟用原方加减调理。

大生地四钱　杭芍四钱　萸连一钱五分（研）　青皮三钱（研）　炙香附三钱　木香一钱五分（研）　胆草三钱　姜朴二钱　腹皮子各二钱　三仙各二钱（焦）　熟军二钱　黄芩三钱

引用羚羊角面六分（先煎）。

121. 肝肺有热，中州蓄饮，胸闷神倦案四

八月初四日，赵文魁请得端康皇贵妃脉息，左关略弦，右部滑而近数。肝热气滞较舒，脾经湿饮少化。今拟用疏肝清热化湿之法调理。

大生地四钱　杭芍四钱（生）　萸连二钱（研）　胆草二钱　炙香附四钱　青皮三钱（研）　木香二钱（研）　姜朴三钱　腹皮子各二钱　三仙四钱（焦）　熟军二钱　生栀三钱（仁研）

引用羚羊角面六分(先煎)。

〔按〕肝热气郁,脾湿内蓄,连服调肝清热化湿之方,病见稍减,既然有效,故守前法续进。方中大生地、杭芍养肝阴,柔肝体;萸连、胆草、熟军、生栀清肝热;香附、青皮疏肝解郁;木香、姜朴、腹皮子、焦三仙理气和胃化湿;引用羚羊角面清肝热,平肝阳。

八月五日端康皇贵妃清上除湿熏洗方:

甘菊花一钱五分　薄荷一钱五分　赤芍二钱　青皮二钱　元明粉二钱

水煎随时熏洗。

122. 肝经有热,气道欠调,热升上焦,目弦跳动案

八月初十日酉刻,赵文魁请得端康皇贵妃脉息,左寸关弦而近数,右寸关沉滑。肝经有热,气道欠调,以致肝热上冲,目弦跳动。今拟清上和肝调中之法调理。

大元参四钱　甘菊三钱　薄荷八分　竺黄三钱　青皮子三钱(研)　胆草三钱　萸连一钱五分(研)　炒栀三钱　羚羊角面六分(先煎)　橘络三钱　赭石三钱(锻)

引用当归龙荟丸二钱(包煎)。

〔按〕肝热内郁,风热上犯清窍,气道不利,故有目弦跳动等症。治当疏风清热,理气解郁。方中甘菊、薄荷疏风清热;大元参养阴清热,而利上窍;青皮子、橘络、竺黄理气化痰和络;山栀、胆草、萸连清肝热;羚羊角、赭石镇肝潜阳,使肝经风不致上扰为患,引用当归龙荟丸清肝热,泻肝火,导肝经火热从下而解。

八月十一日端康皇贵妃柔肝清热代茶饮方:

冬桑叶三钱　生杭芍三钱　菊花三钱

水煎一沸，去汤，再用水熬温服。

123. 肝肺蕴热，外搏浮风案一

八月十六日酉刻，赵文魁请得端康皇贵妃脉息，左寸关弦而近数，右寸关缓滑。肝肺有热，外受浮风，以致头闷伤风，身肢较倦。今拟疏风清肝理肺之法调理。

辛夷花一钱五分（研）　薄荷一钱五分　防风一钱五分　白芷二钱　大栝蒌六钱　胆草三钱　竺黄二钱　枯芩三钱　炒枳壳三钱　熟军一钱五分　橘红三钱　羚羊角六分（先煎）

引用青皮子三钱（研）、炒栀仁三钱。

124. 肝经蕴热，外搏浮风案二

八月十七日，赵文魁请得端康皇贵妃脉息，左关沉弦，右关沉滑。伤风较减，只肝肺蕴热欠清。今拟清肺和肝化痰之法调理。

大栝蒌六钱　胆草三钱　枯芩三钱　炒栀三钱　生知母三钱　橘红三钱　薄荷一钱五分　白芷二钱　炒枳壳三钱　酒军一钱五分　防风一钱　花粉三钱

引用羚羊角面六分（先煎）。

125. 肝肺蕴热，外搏浮风案三

八月十八日，赵文魁请得端康皇贵妃脉息，左关弦数，右部缓滑。风邪欠解，肺胃蕴热尚盛，以致头闷肢倦，口渴作嗽。今拟用疏风清胃之法调理。

荆芥穗三钱　薄荷二钱　防风三钱　苏叶子各二钱　溏栝蒌六钱　杏仁四钱（炒）　橘红三钱　枯黄芩四钱　酒胆草三钱　石膏六钱（生研）　酒军二钱　怀

牛膝三钱

引用羚羊角面六分(先煎)。

126. 肝肺蕴热,外搏浮风案四

八月十九日,赵文魁请得端康皇贵妃脉息,左关微弦,右部缓滑。风邪渐解,蕴热较轻,唯头闷肢倦、口渴作嗽。今拟照原方加减调理。

荆芥穗三钱　薄荷二钱　防风二钱　苏叶子各二钱　溏栝蒌六钱　杏仁四钱(炒)　橘红三钱　生石膏六钱　枯黄芩三钱　花粉四钱　酒军一钱五分　生栀仁四钱(研)

引用羚羊角面六分(先煎)。

〔按〕连服疏风理肺清热之剂,外风渐解,蕴热也得轻减,唯头闷肢倦、口渴作嗽之症仍在,故续前方,继以疏风理肺清胃之剂调理。方中荆芥穗、薄荷、防风、苏叶疏风邪而调肺胃之气;苏子、溏栝蒌、杏仁、橘红理肺化痰;生石膏、枯黄芩、花粉、酒军、生栀仁清理肺胃之热;引用羚羊角面,清肝平肝,以解肝经蕴热,以求新旧之痰并祛。

127. 肝肺蕴热,外搏浮风案五

八月二十日,赵文魁请得端康皇贵妃脉息,左关沉弦,右部沉滑。诸证轻减,唯下焦湿滞未清。今拟用疏肝活络化湿之法调理。

炙香附四钱　青皮三钱(研)　木香二钱(研)　栝蒌四钱　腹皮子各二钱　姜朴三钱　防己三钱　秦艽三钱　橘红络各二钱　泽泻三钱　牛膝四钱　熟军二钱

引用白蔻仁一钱五分(研)。

〔按〕气郁日久，蕴热不解，气道不利则水湿内蓄，客于下焦，湿热蕴结不化，络脉不调。治当以疏肝理气，清热化湿而活络。方中炙香附、青皮、木香、姜朴、腹皮子理气和胃化湿；栝蒌、橘红、泽泻化痰湿；熟军清热和胃而兼调血分之化滞；防己、秦艽、橘络化痰湿而活络。引用白蔻仁，辛温芳香，入脾胃经，功专化湿行气，用之为引重在调脾胃以化湿浊之邪。

128. 肝肺有热，外感风凉，胸满作嗽案一

八月二十五日，赵文魁请得端康皇贵妃脉息，左寸关弦而近数，右寸关浮滑。肝肺有热，外感风凉，以致头闷肢倦，胸满作嗽。今拟清解和肝理肺之法调理。

苏叶子各二钱　薄荷一钱五分　防风一钱五分　杏仁三钱(炒)　地骨皮三钱　玉竹三钱　淡豉三钱　橘红三钱　大栝蒌六钱　枳壳三钱　酒军一钱五分　枯芩三钱

引用羚羊角面六分(先煎)。

129. 肝肺有热，外感风凉，胸满作嗽案二

八月二十六日，赵文魁请得端康皇贵妃脉息，左寸关弦数，右关滑而近数。表感已解，唯气滞肝热，有时烦急。今拟用调气清热之法调理。

青皮子三钱(研)　栝蒌五钱　橘红络各三钱　杏仁三钱(研)　南薄荷一钱五分　菊花三钱　冬桑叶四钱　胆草三钱　条黄芩三钱　花粉四钱　炒僵蚕三钱

引用羚羊角面八分(先煎)。

130. 肝肺有热，外感风凉，胸满作嗽案三

八月二十三日，赵文魁请得端康皇贵妃脉息，左关弦而近数，右关滑而稍数。肺气未和，肝阳未静，以致有时咳嗽，食后身倦。今拟用和肺清肝之法调理。

苏叶子三钱　前胡三钱　防风二钱　浙贝三钱(研)　炒杏仁三钱　栝蒌五钱　黄芩三钱　橘红三钱　炒枳壳三钱　胆草三钱　焦三仙各三钱　酒军一钱五分

引用羚羊角面三分(先煎)。

131. 肝肺有热，外感风凉，胸满作嗽案四

八月二十八日，赵文魁请得端康皇贵妃脉息，左关弦而近数，右寸关滑数。肺气渐和，咳嗽较轻，唯肝阳鼓荡，气道欠调，以致有时烦急，气窜作疼。今拟用和肺调气化热之法调理。

苏叶子三钱　前胡三钱　防风三钱　钩藤三钱　炒杏仁三钱　栝蒌五钱　浙贝三钱(研)　秦艽二钱　生石膏六钱(研)　黄芩三钱　知母三钱　橘红络各三钱

引用羚羊角面六分(先煎)、青皮子三钱(研)。

〔按〕风邪伤肺，肝阳鼓荡，内外交病，肝肺气滞，气道不利，以致有咳嗽、烦急、气窜作疼之症，虽连服清肝调肺之剂，郁热渐开，咳嗽渐轻，病势有减，但肝肺之气仍未调和，故仍当以和肺调气化热之法。方中苏叶子、前胡、防风、杏仁疏风和肺；栝蒌、浙贝、生石膏、黄芩、知母清肺化痰；钩藤清热平肝；秦艽、橘红络化痰和络；引用羚羊角清热平肝，青皮子疏肝理气，二药入肝经，旨在镇肝阳以和肺气。

132. 肝经有热，胸闷口渴案一

九月初七日，赵文魁请得端康皇贵妃脉息，左关沉弦，右关沉滑。肝经有热，以致胸闷口渴。今拟清肝调中化饮之法调理。

酒胆草三钱　竺黄三钱　栝蒌四钱　枯芩三钱　炒栀仁三钱　青皮三钱(研)　木通二钱　泽泻三钱　腹皮子四钱　枳壳三钱　熟军一钱

引用羚羊角面六分(先煎)、天花粉三钱。

133. 肝经有热,胸闷口渴案二

九月初八日赵文魁请得端康皇贵妃脉息,左关沉弦,右关沉滑。肝热轻减,唯上焦蕴热未清。今拟清上调中舒化之法调理。

甘菊花三钱　桑叶三钱　胆草三钱　枯芩三钱　炒栀仁三钱　青皮三钱　木香一钱五分　枳壳三钱　腹皮子四钱　酒军一钱五分　木通二钱

引用焦楂六钱。

〔按〕肝经郁热不解,风热上犯心肺,致上焦蕴热不清。法当疏风清热,调肝和肺。方中甘菊、桑叶辛凉疏风,调肝和肺;胆草、枯芩、炒栀仁、酒军清热泻火治在肝,木通苦寒清心导上焦之热从下而解;青皮、木香、枳壳、腹皮子疏肝理气,和中化湿。引用焦楂酸甘,归脾胃肝经,消食健胃,活血化瘀,用之为引,使中焦之气调畅,以利于肺肝之气的宣通。

134. 肝阳气浮,胃蕴饮热,胸堵口渴案一

九月二十七日,赵文魁请得端康皇太妃脉息,左关弦数,右寸关滑而近数。肝阳气浮,胃蓄饮热,以致胸次作堵,口干而渴。今拟用调气清热之法调理。

龙胆草三钱　炒栀三钱　酒黄芩三钱　花粉六钱　炒枳壳三钱　青皮三钱(研)　生知母三钱　沉香八分

（面煎） 溏栝蒌四钱 酒军二钱 鲜青果七个（研）

引用焦三仙各三钱、羚羊角面八分（煎）。

135. 肝阳气浮，胃蓄饮热，胸堵口渴案二

九月二十八日，赵文魁请得端康皇太妃脉息，左关弦数，右寸关弦而近数。胸堵渐IVE，唯蓄热未清。今拟用调肝清热之法调理。

龙胆草三钱 炒栀三钱 条黄芩三钱 沉香五分（面煎） 炒枳壳三钱 青皮三钱（研） 栝蒌根六钱 焦楂四钱 炒白芍四钱 酒军一钱 鲜青果七个（研）

引用羚羊角面六分（煎）。

〔按〕肝经郁热未清，前服调肝清热之剂，胸堵渐IVE，但气道仍未通畅，仍续清肝调气之法。方中龙胆草、炒栀、条黄芩、酒军清肝热；沉香、炒枳壳、青皮、焦楂理气和胃以畅气道；栝蒌根、炒白芍、鲜青果清热生津以润肺胃；引用羚羊角面清肝平亢，使肝经亢热不致鼓荡为患。

136. 肝经有热，感受风凉，头闷肢倦案一

十月初二日，赵文魁请得端康皇贵太妃脉息，左关弦而近数，右寸关微浮。肝经有热，感受风凉，以致头闷肢倦，中气欠调。今拟化风清肝调中之法调理。

南薄荷二钱 防风二钱 白芷二钱 淡豉三钱 腹皮子四钱 陈皮三钱 连翘四钱 银花三钱 炒枳壳三钱 酒芩四钱 熟军二钱

引用炒栀仁四钱、姜朴三钱。

137. 肝经有热，感受风凉，头闷肢倦案二

十月初三日，赵文魁请得端康皇贵太妃脉息，左关沉弦，右关沉滑。浮风已解，唯气道尚欠调和。今拟疏肝调气清热之法调理。

青皮子三钱(研)　姜朴三钱　枳壳三钱　酒芩三钱　甘菊花三钱　薄荷一钱五分　炒栀三钱　防风八分　腹皮子四钱　萸连一钱五分(研)　橘红三钱

引用酒胆草三钱、地骨皮三钱。

〔按〕肝热内蕴，胃地欠调，又外感风凉，肺气欠和，致肝胃肺同病，气道因而不利，虽服前方浮风已解，但气道仍未调和，仍当疏风调气，清热调解。方中甘菊、薄荷、防风外疏风邪，内畅气机；萸连、炒栀、酒军清热；青皮子、姜朴、枳壳、腹皮子、橘红理气和胃化痰，以畅气道；引用酒胆草清泻肝经火热；地骨皮甘淡寒，泻肺经伏火，二药为引旨在使肝肺二经之热并清。

138. 肝阳郁滞，气道欠调，胸膈堵满案一

十月初七日，赵文魁请得端康皇贵太妃脉息，左关沉弦，右关沉滑。肝阳郁滞，气道欠调，以致胸膈堵满，肢节酸疼。今拟清肝调中活络之法调理。

杭白芍三钱　归身三钱　抚芎二钱　钩藤三钱　青皮子三钱(研)　胆草三钱　元胡三钱(炙)　沉香八分(研)　橘红络三钱　牛膝三钱　枳壳三钱　酒军二钱

引用防已三钱、酒芩四钱。

139. 肝阳郁滞，气道欠调，胸膈堵满案二

十月初八日，赵文魁请得端康皇贵太妃脉息，左关沉弦，右关沉滑。气道舒畅，唯肝热尚欠协和。今拟清肝活络育神之法调理。

杭白芍三钱　归身三钱　胆草三钱　萸连一钱五分(研)　青皮子三钱(研)　姜朴三钱　丹皮三钱　赤苓三钱(朱)　橘红络各三钱　酒芩三钱　枳壳三钱　熟军一钱五分

引用羚羊角面六分(先煎)、宣木瓜三钱。

〔按〕肝经郁热，上扰心神；痰气交阻，络脉欠和；病在肝郁有热，法当清肝为主，佐以育神活络。方中杭白芍、归身养肝血，丹皮、熟军泄血分郁热；青皮子、姜朴、枳壳理气开郁；朱赤苓、橘红络化痰活络安神；胆草、萸连、酒芩清肝热，宁心神；引用羚羊，清肝平肝，宣木瓜化浊活络定抽。二药为引，内调肝脾，兼安心神。

140. 肝肺结热，中气欠调，外受浮风失音案一

十月初九日申刻，赵文魁请得端康皇贵太妃脉息，左关弦而近数，右寸关缓滑。肝肺结热，中气欠调，外受浮风，声音哑闷。今拟化风清肝理肺之法调理。

大元参六钱　寸冬三钱　赤芍三钱　薄荷二钱　生知母三钱　蝉衣一钱　酒芩三钱　炒栀三钱　杏仁泥三钱　防风二钱　枳壳三钱　酒军一钱五分

引用胖大海五个、鲜青果七个(打)。

141. 肝肺结热，中气欠调，外受浮风失音案二

十月初十日，赵文魁请得端康皇贵太妃脉息，左关沉弦，右关滑缓。蕴热轻减，唯音哑如昨。今拟照原方加减调理。

大元参六钱　寸冬四钱　赤芍三钱　花粉三钱　生知母三钱　蝉衣一钱　薄荷二钱　炒栀三钱　胖大海五个　枯芩三钱　诃子三分　桔梗八分

引用鲜青果七个(打)。

142. 肝肺结热,中气欠调,外受浮风失音案三

十月十一日,赵文魁请得端康皇贵太妃脉息,左关沉弦,右关沉滑。诸证轻减,唯肺热尚欠清和。今拟清肺还音抑火之法调理。

大元参六钱　赤芍三钱　寸冬四钱　花粉三钱　胖大海五个　枯芩三钱　炒栀三钱　薄荷一钱五分　净蝉衣一钱　胆草三钱　枳壳三钱　酒军一钱五分

引用鲜青果七个(打)。

十月十一日端康皇贵太妃代茶饮方:

金石斛二钱　寸冬三钱　川贝母二钱(研)　诃子一分　胖大海二个　知母一钱

水煎一沸,去汤,兑鲜青果十个。

〔按〕肝热内郁,浮风外受,肺热内蕴,咽喉不利,风火内郁,前服清肺利咽之剂,诸症虽减,但肺热尚欠清和,故仍需清肺利咽抑火之法调理。方中薄荷、蝉衣疏风利咽;元参、寸冬、花粉清润肺胃以还音;赤芍、枯芩、炒栀、胆草、酒军清肝肺之热,胖大海疏风清热利咽;引用鲜青果酸甘,入肺胃经,清热生津,养肺胃以开音。所饮之饮料,取甘寒之品清热生津,以利咽痛。

143. 肝肺结热,外搏浮风,头晕肢倦胸闷作嗽案一

十月十八日酉刻,赵文魁请得端康皇贵太妃脉息,左寸关弦而近数,右寸关浮滑。肝肺结热,外薄浮风,以致头晕肢倦,胸闷作嗽。今拟清解调肝理肺之法调理。

苏子叶四钱　杏仁三钱(炒)　薄荷二钱　防风二

钱　炙桑白皮三钱　前胡三钱　橘红三钱　酒芩四钱　生石膏六钱　知母三钱　枳壳三钱　酒军一钱五分

引用鲜青果七个(打)。

144. 肝肺结热,外搏浮风,头晕肢倦胸闷作嗽案二

十月十九日,赵文魁请得端康皇贵太妃脉息,左关稍数,右寸关缓滑。风热较减,唯肝肺余热未清。今拟用清上调肝理肺之法调理。

荆芥穗三钱　防风三钱　薄荷二钱　甘菊三钱　苏子叶各二钱　杏仁三钱(炒)　栝蒌六钱　酒芩四钱　生石膏八钱(研)　青皮三钱(研)　枳壳四钱　酒军一钱五分

引用橘红二钱、胆草三钱。

145. 肝肺结热,外搏浮风,头晕肢倦胸闷作嗽案三

十月二十日,赵文魁请得端康皇贵太妃脉息,左关尚数,右寸关缓滑。肝气较舒,唯肺经痰热未清。今拟照原方加减调理。

荆芥穗二钱　防风二钱　薄荷二钱　杏仁四钱(炒)　苏叶子各二钱　栝蒌六钱　酒芩四钱　生栀四钱(仁研)　生石膏八钱(研)　青皮三钱(研)　枳壳三钱　熟军一钱五分

引用橘红三钱、鲜青果七个(打)。

146. 肝肺结热,外搏浮风,头晕肢倦胸闷作嗽案四

十月二十一日,赵文魁请得端康皇贵太妃脉息,左关尚数,右寸关缓滑。肺经风热未净,痰饮欠清。今拟用清上理肺化痰之法调理。

荆芥穗三钱　防风三钱　薄荷二钱　杏仁四钱

（炒）　苏叶子各二钱　栝蒌六钱　桑白皮四钱（炙）　酒芩四钱　生石膏八钱（研）　生栀四钱　胆草三钱　竺黄四钱

引用橘红四钱、风化硝八分（煎）。

147. 肝肺结热，外搏浮风，头晕肢倦胸闷作嗽案五

十月二十二日，赵文魁请得端康皇贵太妃脉息，左关尚数，右寸关缓滑。肺热较减，唯痰饮欠清。今拟照原方加减调理。

甘菊花三钱　薄荷二钱　防风二钱　杏仁四钱（炒）　大栝蒌六钱　桑白皮四钱（炙）　酒芩四钱　生栀四钱（仁研）　生石膏八钱（研）　竺黄四钱　浙贝三钱（研）　元参六钱

引用橘红三钱、风化硝六分。

〔按〕郁热内蕴，浮风外受，则肺热痰嗽，前服清上理肺化痰之剂，肺热得以轻减，既然得效当以续前方之法，以清肝调肺化痰浊。方中甘菊花、薄荷、防风疏风清热以调肝肺；杏仁、大栝蒌、桑白皮宣肺化痰；酒芩、生栀、生石膏、竺黄清宣肺热以化痰；浙贝、玄参理肺清热化痰结；引用橘红理肺化痰，风化硝咸寒化痰结而泻热，二药为引旨在理肺清热化痰浊。

148. 肝肺结热，外搏浮风，头晕肢倦胸闷作嗽案六

十月二十三日，赵文魁请得端康皇贵太妃脉息，左关尚弦，右寸关滑而近数。肺热较减，唯肝木欠舒。今拟用清肺疏肝化痰之法调理。

溏栝蒌六钱　杏仁四钱（研）　桑白皮四钱（炙）　酒芩四钱　酒胆草三钱　生栀四钱（仁研）　竺黄三钱

浙贝三钱(研)　青皮子三钱(研)　枳壳三钱　酒军二钱　前胡三钱

引用生石膏八钱(研)、橘红三钱。

149. 肝肺结热,外搏浮风,头晕肢倦胸闷作嗽案七

十月二十四日,赵文魁请得端康皇贵太妃脉息,左关略弦,右关沉滑。肺热轻减,唯稍有咳嗽。今拟用清肺止嗽化痰之法调理。

大栝蒌四钱　酒芩三钱　生栀三钱(仁研)　竺黄三钱　杏仁泥三钱　浙贝三钱(研)　前胡三钱　枳壳三钱　天花粉四钱　橘红三钱　胆草三钱　熟军二钱

引用鲜青果五个(打)。

150. 肝肺结热,外搏浮风,头晕肢倦胸闷作嗽案八

十月二十五日戌刻,赵文魁请得端康皇贵太妃脉息,左寸关浮滑,右寸关滑数。肺胃蓄有饮热,复感浮风,以致风热搏结,停于中脘,是以头晕身热,胸满欲呕。今拟清解理肺化饮之法调理。

南薄荷二钱　苏叶二钱　荆芥二钱　防风二钱　生石膏六钱　花粉三钱　焦楂四钱　酒军二钱　姜连二钱(研)　陈皮三钱　炒枳壳三钱

引用酒芩三钱、竹茹二钱。

〔按〕肺胃饮热未解,复感浮风,饮热挟浮风上泛,而致头晕身热,胸满欲呕。今拟清解理肺之法为治,乃是急则治标之法。方中薄荷、苏叶、荆芥、防风疏风调卫;生石膏、花粉、姜连清泄肺胃饮热;陈皮、枳壳理气化饮;焦楂、酒军和胃理血以泄伏热,引用酒芩,竹茹清泄肺之热,兼化痰浊,使全方之力重在调肺胃为主。

151. 肝肺结热，外搏浮风，头晕肢倦胸闷作嗽案九

十月二十六日，赵文魁请得端康皇贵太妃脉息，左关稍弦，右寸关滑而近数。浮风已解，蕴热较轻，唯头晕肢倦，胸闷腿疼。今拟清上调中活络之法调理。

南薄荷二钱　苏梗二钱　甘菊三钱　桑叶三钱　大栝蒌六钱　萸连一钱五分（研）　杏仁三钱（研）　酒芩三钱　橘红络各三钱　牛膝三钱　槟榔三钱（焦）　炒栀三钱

引用焦三仙各三钱。

152. 肝肺结热，外搏浮风，头晕肢倦胸闷作嗽案十

十月二十七日，赵文魁请得端康皇贵太妃脉息，左关稍弦，右寸关滑而近数。肺胃蓄饮较减，唯肝热尚欠清和。今拟清肝调中化痰之法调理。

杏仁泥三钱　栝蒌六钱　浙贝三钱　胆草三钱　莲子心三钱　丹皮三钱　竺黄三钱　橘红三钱　腹皮子各二钱　枳壳三钱　酒军一钱五分　青皮三钱（研）

引用焦三仙各三钱、枯芩三钱。

〔按〕浮风虽解，但肝胃饮热未解，肺热未净，仍需清肝调中化痰之法治疗。方中杏仁、栝蒌、浙贝、竺黄、橘红宣肺清热化痰；胆草、莲子心、酒军、丹皮清肝泄热；腹皮子、枳壳、青皮理气和胃；引用焦三仙消食和胃，枯芩泄肝肺蕴热，用之为引以求肺、胃、肝并调，气道宣通，痰热自易清化。

153. 肝肺结热，气道欠调，食后作呕案一

十一月初六日申刻，赵文魁请得端康皇贵太妃脉息，左关沉弦，右关滑而近数。肝肺结热，气道欠调，以致食后作呕，有时头疼。今拟清上调中舒化之法调理。

甘菊花三钱　薄荷二钱　抚芎一钱五分　胆草三钱　腹皮子四钱　炒栀三钱　姜连二钱（研）　橘红三钱　炒枳壳三钱　酒军二钱　焦楂四钱　酒芩三钱

引用栝蒌六钱、郁李仁三钱。

154. 肝肺结热，气道欠调，食后作呕案二

十一月初七日，赵文魁请得端康皇贵太妃脉息，左关沉弦，右关沉滑。肝热轻清，唯中焦饮热欠清。今拟清热调中化饮之法调理。

大栝蒌六钱　胆草三钱　炒栀三钱　酒芩三钱　腹皮子四钱　枳壳三钱　橘红三钱　焦楂四钱　炒稻芽四钱　姜连二钱（研）　酒军二钱

引用鲜竹叶水煎药。

〔按〕前服清上调中舒化之方，肺肝结热轻减，而中焦饮热仍未清解，故仍当以清热化饮调中和胃之法调理。方中大栝蒌、胆草、炒栀、酒芩、姜连、酒军清泄肝胃饮热；腹皮子、枳壳、橘红、焦楂、炒稻芽理气调中，和胃化饮。引用鲜竹叶清热利尿，导饮热从小便而出。

155. 肝气郁滞，中州蓄饮，胸满呕恶案一

十一月十八日酉刻，赵文魁请得端康皇贵太妃脉息，左寸沉弦，右寸关沉滑。肝气郁滞，中州蓄饮，以致胸满作疼，头闷呕恶。今拟清上和肝舒化之法调理。

青皮子三钱（研）　元胡三钱（炙）　姜朴三钱　沉香六分（研）　腹皮子四钱　姜连一钱五分（研）　橘红三钱　甘菊三钱　炒枳壳三钱　酒军一钱五分　木通二钱

引用胆草三钱、焦楂四钱。

156. 肝气郁滞，中州蓄饮，胸满呕恶案二

十一月十九日，赵文魁请得端康皇贵太妃脉息，左关沉弦，右关沉滑。诸证均愈，只上焦浮热未清。今拟清上调中抑火之法调理。

甘菊花三钱　桑叶三钱　薄荷八分　胆草三钱　青皮子三钱(研)　姜连二钱(研)　姜朴三钱　枳壳三钱　腹皮子四钱　酒军一钱五分　酒芩三钱　木通二钱

引用橘红三钱、焦楂四钱。

〔按〕肝经郁热化火上犯，肺气不利，中州蓄饮。前方服后，诸证轻减，但上焦浮热未清，中焦停饮化而未尽，胆经郁热仍有，故仍需以清上调中抑火之法调理。甘菊花、桑叶、薄荷清肃上焦浮热；青皮子、姜朴、枳壳、腹皮子调中理气化饮；胆草、酒军、酒芩、木通清泻肝经火热，使肝经火热不致上犯；引用橘红、焦楂和胃化饮，以治肺胃。

157. 肝经有热，胃蓄湿饮，胸膈堵满案一

十一月二十六日，赵文魁请得端康皇贵太妃脉息，左关沉弦，右寸关沉滑。肝经有热，胃蓄湿饮，以致中气欠调，胸膈堵满。今拟清肝调中化饮之法调理。

青皮子三钱(研)　姜朴三钱　元胡三钱(炙)　黄连一钱五分(研)　酒胆草三钱　生栀三钱　酒芩三钱　枳壳三钱　腹皮子四钱　酒军三钱　焦楂四钱　橘红三钱

引用鲜竹叶水煎药。

158. 肝经有热，胃蓄湿饮，胸膈堵满案二

十一月二十七日，赵文魁请得端康皇贵太妃脉息，左关沉弦，右寸关沉滑。诸证轻减，唯肝气尚欠调和。今拟和肝调气化饮之法调理。

青皮子三钱(研)　姜朴三钱　沉香六分(煎)　元胡三钱(炙)　酒胆草三钱　黄连一钱五分(研)　生栀三钱　枳壳三钱　腹皮子四钱　熟军二钱　焦楂四钱　栝蒌六钱

鲜竹叶水煎药。

〔按〕肝经郁热，胃中湿饮，饮热互结，气道不利，故有胸膈堵满等症，服清肝调中化饮之方，诸症得以轻减，唯肝气欠调，故仍以和肝调气化饮之法调理。方中青皮子、姜朴、沉香、枳壳、腹皮子疏肝和胃，理气化饮；元胡、熟军、焦楂和肝血而顺胃气；胆草、黄连、生栀、栝蒌清泄肝胃饮热；鲜竹叶清热利小便导肝胃饮热从小便而消。诸药相合，旨在清泻肝胃饮热，饮热去则气道自通矣。

159. 肝热气滞，中州蓄饮，头痛胸闷案一

十二月初四日，赵文魁请得端康皇贵太妃脉息，左关弦而近数，右寸关滑数。肝热气滞，中州蓄饮，以致头痛胸闷，肢节酸疼。今拟清上和肝活络之法调理。

霜桑叶二钱　薄荷二钱　胆草三钱　川芎二钱　橘红络各三钱　酒芩三钱　白芷三钱　生栀三钱　炒枳壳三钱　酒军二钱　钩藤三钱　牛膝三钱

引用沉香面六分(煎)、青皮子三钱(研)。

160. 肝热气滞，中州蓄饮，头痛胸闷案二

十二月初五日，赵文魁请得端康皇贵太妃脉息，左

关弦而近数，右寸关滑数。肝木较舒，浮热渐清，唯湿热欠化。今拟照原方加减调理。

霜桑叶二钱　薄荷二钱　甘菊三钱　姜朴三钱　青皮子三钱（研）　生栀三钱（仁研）　栝蒌六钱　枳壳三钱　橘红络三钱　胆草三钱　酒军二钱　花粉三钱

引用沉香面六分（煎）、焦曲四钱。

161. 肝热气滞，中州蓄饮，头痛胸闷案三

十二月初六日，赵文魁请得端康皇贵太妃脉息，左关沉弦，右关沉滑。肝胃气道欠调，食后胃胁作痛。今拟用疏肝调胃拈痛之法调理。

炙香附三钱　栝蒌六钱　沉香八分（研）　枳壳三钱　青皮子四钱（研）　台乌三钱　姜朴三钱　元胡四钱（研）　腹皮子各二钱　橘红三钱　生栀四钱（仁研）胆草三钱

引用酒军二钱，竹叶水煎药。

162. 肝热气滞，中州蓄饮，头痛胸闷案四

十二月初七日，赵文魁请得端康皇贵太妃脉息，左关渐缓，右关微滑。诸证均愈，唯胃经湿饮未清。今拟用调胃化饮之法调理。

青皮子三钱（研）　姜朴三钱　橘红三钱　栝蒌四钱　腹皮子各二钱　黄连二钱（研）　胆草三钱　枳壳三钱　生栀仁三钱（研）　酒芩三钱　熟军二钱　木通二钱

引用焦三仙六钱。

〔按〕肝热气滞，中州蓄饮，饮热互结，气道不利，脉络不和，故有头痛胸闷、肢节酸疼、食后胃胁作痛等症，连进疏肝和胃化饮之剂，诸证幸得轻减，唯胃经湿饮未清，故仍用调肝和胃舒化之剂。方中青皮子、姜朴、橘红、枳壳、腹皮子疏肝和胃化饮；栝蒌、萸连、胆草、生栀仁、酒芩、熟军、木通清化肝胃饮热；引用焦三仙消食和胃，以畅中气。

163. 肝气郁遏，脾土不醒，胸堵微痛案一

十二月初十日，赵文魁请得端康皇贵太妃脉息，左关沉弦，右关沉滑。肝气郁遏，脾土不醒，以致胸堵微痛，食后身倦。今拟用疏肝醒脾拈痛之法调理。

炙香附三钱　青皮三钱(研)　栝蒌六钱　沉香六分(研)　炒枳壳三钱　于术二钱(切)　元胡四钱(炙)　陈皮三钱　生枣仁三钱(研)　杭芍四钱(生)　萸连二钱(研)　熟军一钱五分

引用焦三仙各三钱。

164. 肝气郁遏，脾土不醒，胸堵微痛案二

十二月十一日，赵文魁请得端康皇贵太妃脉息，左关渐缓，右关略滑。诸证轻减，唯肝胃尚欠调和。今拟用和肝调脾清热之法调理。

细生地四钱　萸连二钱(研)　栝蒌四钱　枳壳三钱　生杭芍四钱　青皮三钱(研)　橘红三钱　沉香六分(研)　生栀仁三钱(研)　酒芩三钱　胆草三钱

引用焦三仙六钱、熟军一钱五分。

〔按〕肝胃不和，气机欠畅，脾土不醒，以致胸膈满闷，食后疲倦等症。前服调肝和胃醒脾之剂，诸症轻减，唯肝胃之气尚欠调和，故仍需清肝抑木醒脾和胃之法调理。方中生地、杭芍养肝血；青皮、枳壳、橘红、沉香疏肝醒脾和胃；萸连、栝蒌、生栀仁、酒芩、胆草清泄肝胃之热；引用焦三仙、熟军消食化滞，和胃泻热，以求肝胃并调。

165. 肝气郁遏，脾土不醒，胸堵微痛案三

十二月二十四日，赵文魁请得端康皇贵太妃脉息，左关弦而进数，右关沉滑。肝热气滞，胃经湿饮欠调，以致胸闷肢倦，口干作渴。今拟清肝调气化饮之法调理。

青皮子三钱（研）　胆草三钱　姜朴三钱　栝蒌六钱　腹皮子四钱　生栀三钱　大黄二钱　酒芩三钱　木通二钱　炒枳壳三钱　茅术三钱　炒橘红三钱

引用焦楂四钱，竹叶水煎药。

166. 肝气郁遏，脾土不醒，胸堵微痛案四

十二月二十五日，赵文魁请得端康皇贵太妃脉息，左关沉弦，右关沉滑。诸证轻减，唯肝胃尚欠调和。今拟用和肝清热化饮之法调理。

炙香附三钱　青皮三钱（研）　栝蒌六钱　萸连二钱　酒胆草三钱　生栀仁四钱（研）　花粉四钱　酒芩四钱　大腹皮子各二钱　姜朴三钱　枳壳三钱　酒军二钱

引用橘红三钱，竹叶水煎药。

〔按〕肝热气滞，胃经湿饮欠调，治在肝胃，服前方药后，证情有减，故仍以清热和肝、和胃化饮为法调理。方中香附、青皮疏肝理气；栝蒌、萸连、酒胆草、生栀、花粉、酒芩、酒军清泄肝胃饮热；大腹皮子、姜朴、枳壳理气和胃；引用橘红、竹叶清化湿饮，合诸药旨在使肝胃饮热得以清解。

167. 肝肺有热，外受浮风案

十二月二十九日亥刻，赵文魁请得端康皇贵太妃脉息，左寸关弦而微数，右寸关浮滑。肝肺有热，外受浮风。今拟化风清肝抑火之法调理。

香白芷三钱　防风三钱　薄荷二钱　僵蚕三钱（炒）　生赤芍三钱　丹皮三钱　生栀四钱　连翘三钱　炒枳壳三钱　酒军三钱　酒芩四钱　橘红三钱

引用生石膏六钱、胆草三钱。

端康皇贵太妃化风消肿药酒方：

元明粉一钱　樟脑一钱五分　冰片三分　麝香少许

共研细面，用烧酒淬化，随时擦之。

〔按〕肝肺素有蕴热，易受浮风之侵袭，内有蕴热，外又有风邪，治当清热疏风并施，使风热之气并从外解。方中香白芷、防风、薄荷、僵蚕、连翘疏风清热，肝肺并调；生栀、酒芩凉解气分之热；赤芍、丹皮、酒军清泄血分之热，使肝肺蕴热并祛；枳壳、橘红宣气化湿；引用生石膏、胆草旨在清泄肝肺之热。所拟化风消肿药酒方，辛香与咸寒并用，以消肿散结，并取烧酒之辛温之性以助药势，用之治瘰热肿核，则效更速。

五、淑妃脉案

宣统十四年淑妃脉案

1. 肝热诸痛案

十一月二十四日申刻，赵文魁请得淑妃脉息，右寸关滑数，左寸关弦而近数。肝经有热，气道欠调，以致腹胀作痛，腰酸腿痛。今拟和肝养荣拈痛之法调理。

炙香附二钱　青皮二钱　赤芍二钱　全归三钱　泽兰叶二钱　川断二钱　牛膝二钱　丹参一钱五分　煨木香一钱五分　艾炭三分　抚芎一钱五分

引用炒阿胶六分。

〔按〕右寸关脉象滑数，滑脉其来应指圆滑，往来流利，如盘走珠。常见于实热、痰热等实证。数脉为阳热之象，脉率加快，一息五到六至。《难经·九难》说："数则为热。"滑脉常与数脉并见，主阳盛热证。左寸关弦而近数，弦脉之象端直且长，如按琴弦，指脉的动势弦紧有力，但波幅不大，弦脉主肝病，气郁不畅，又司诸痛，肝郁日久化热，痛甚气血急迫，皆可见弦而近数之脉。肝经郁热，则气机不畅。肝之经脉"循阴股，入毛中，环阴器，抵少腹"，肝失疏泄，营血不足，肝失所养，少腹作胀疼痛。本证既有肝郁化火之热，又有荣阴不足之虚寒，故养荣和肝以祛其虚寒，调畅气机，以疏解郁热，活血祛瘀以止疼痛。

药用阿胶、艾炭、赤芍、当归、抚芎共成胶艾四物汤之义。阿胶、艾炭有养血止血、温散血寒的作用。并且只取四物汤之义，而去熟地黄养血滋阴之腻滞，加丹参活血祛瘀之通行，丹参能利血脉，善调妇女经脉不匀以及血滞经闭，少腹疼痛，且丹参能散能补，故有"一味丹参功同四物"之说。上药共合适用于妇女血虚寒滞，少腹疼痛。以方证测之可知，淑妃所患大有可能是妇女痛经之疾，只是因为皇门贵族虽内有抑郁不便明言罢了，故在胶艾四物汤基础上加入行气活血之品，用香附、青皮、木香疏肝理气，调经止痛；用泽兰叶活血祛瘀，常用于经行腹痛、癸事不调等证；牛膝酸苦性平，活血祛瘀，引血下行，常用于瘀血阻滞的月经不调、痛经、闭经等证，且泽兰叶与牛膝相配，活血化瘀，调经止痛。用川断壮腰脊，行血脉，补而不滞。本方在补血养荣散寒滞的基础上，用理气活血之药，以期血海充足，经脉调畅，气血通行，而腰腹疼痛可止。

2. 肝热上冲鼻衄案一

十一月二十五日，赵文魁请得淑妃脉息，右寸关滑而近数，左寸关弦而稍数。气道较畅，只肝热未清，以致热升上焦，鼻衄肢烧。今拟清热和肝止血之法调理。

青皮子二钱（研）　香附一钱五分（炙）　生地三钱　赤芍二钱　牡丹皮三钱　黑栀三钱　归尾二钱　川断二钱　怀牛膝一钱五分　酒芩三钱　丹参一钱　泽兰一钱

引用茜草二钱、木香三分。

〔按〕右寸关滑而近数，为内有郁热，壅迫脉道，左寸关弦而稍数，为肝郁日久化热，经上药疏肝调气之后，气机渐畅。肝主疏泄，调节人体的气血情志。古人认为，木气有生发的冲和条达之象，以此来形容肝的疏泄功能，主要指肝具有疏通、畅达、宣泄的作用。肝之疏泄功能不及呈抑郁状态，它在精神上常表现为闷闷不乐，意志消沉。气郁则血滞，故胸腹胀痛，月经不调。气郁日久则化火，在精神上常表现为性情急躁易怒，失眠多梦，郁热上冲，可见头晕胀痛，甚则鼻衄，如在月经期或可出现所谓倒经现象。故立清肝泄热为主，养血和肝，兼以止衄之法。

用生地甘苦寒养阴清热，凉血止血，用赤芍凉血活血，祛瘀止痛，常用于血瘀经痛，药用当归能补血调经，活血止痛，而归尾通经活瘀血之力更强。丹参能活血祛瘀止痛,养血安神除烦。上药共合既有四物汤之义养血和营,活血调经,又能清解血分郁热。用青皮子疏肝破气,散结消滞。用香附疏肝理气,调经止痛;二药相合以疏调肝郁为主,木香行气调中止痛,以宣畅脾胃气滞为主,三药配合调畅肝胃气机,辅助行瘀散结。用丹皮、黑栀相合,清泻肝火,常用于肝郁火旺之身热暮甚、头痛目涩、颧赤口干、热浮吐衄等症,加黄芩,清解肝热之力更强。用川断壮腰脊,补肝肾而调经脉。用牛膝活血化瘀,引血下行,血降热也降。用泽兰辛散温通,不寒不燥,性较温和,行而不峻,能疏肝气而通经脉。用茜草凉血和血,活血祛瘀。本方相互配合清肝热凉血分而解郁,调气机行血滞而止衄。

3. 肝热上冲鼻衄案二

十一月二十六日,赵文魁请得淑妃脉息,右寸关滑而近缓,左寸关沉弦。气道和畅,唯上焦浮热未净。今拟清热和肝舒化之法调理。

青皮子二钱(研)　生地二钱　赤芍三钱　归尾三钱　牡丹皮二钱　黑栀三钱　川断二钱　泽兰一钱　怀牛膝一钱五分　茜草一钱　苏木一钱五分(打)

引用煨木香三分。

〔按〕上诊脉象滑而近数。郁热较重,服药后脉象转为右寸关滑而近缓。缓脉是指脉转从容和缓,不徐不疾,一息四至,在通常情况下,这是有胃气的表现,也说明郁热渐轻,但滑脉之象犹存,且左寸关沉弦,表明上焦浮热未净。根据病机可知,或仍可见到心烦急躁、夜寐不安、失眠多梦等症。该诊看来,鼻衄虽止,唯恐气热上浮，而再致动血，故仍宗原法大意而求其功。

用生地、赤芍、归尾，凉血活血，和营柔肝，以降浮热上越。用青皮子、木香疏肝理气兼以和胃。用丹皮清热凉血，活血消瘀，黑栀泻火除烦，凉血止血，并且二药相配善清泄肝经郁热。用川断强腰脊，调癸事。用牛膝、泽兰，活血化瘀，引气血下行；用苏木活血通经，祛瘀止痛，常用于血滞瘀阻之痛经、经闭之证，用茜草凉血止血，活血散瘀通络，四药相配活瘀血、通经络，止腹中疼痛。

4. 肝热上冲鼻衄案三

十一月二十八日，赵文魁请得淑妃脉息，右关沉滑，左关沉弦。诸症均愈，唯肝热尚欠调畅。今拟清热和肝调中之法调理。

青皮子二钱（研）　赤芍二钱　归尾二钱　泽兰二钱　牡丹皮二钱　黑栀二钱　胆草一钱　牛膝二钱　炒枳壳二钱　腹皮一钱　木香三钱

引用焦楂三钱。

〔按〕经上述治疗，腹痛、肢热、鼻衄诸证悉除。此诊右关沉滑，左关沉弦，脉沉主里，滑为有热，弦脉主郁，合而观之，可知仍有郁热在里，未能尽除。肝热日减，但尚欠调畅。肝失疏泄，气机不能调畅，最易横犯脾胃，则可出现食欲不振、纳呆腹胀、中脘痞闷。李冠仙《知医必辨》说："人之五脏，唯肝易动而难静。……唯肝一病即延及他脏。肝位于左，其用在右。肝气一动，即乘脾土。"治宜清解郁热，和肝养营，理气调中。

用青皮子辛散温通，苦泄下行。枳壳破气消积，化痰除痞，其性苦泄辛散，行气之力较猛。木香理气和中，三药相合疏调肝胃气滞，用大腹皮下气宽中，利水消肿，配焦楂消食化积，活血散瘀。用赤芍、归尾活血化瘀，养血调经，泽兰、牛膝，活瘀血，通经脉，引血下行。用丹皮清透阴分伏火，黑栀宣透清热，止血除烦，龙胆草清泻肝胆实火，三药相配疏肝解郁，清泄火热之力尤甚。可见，经上述调治病已告愈矣。

宣统十五年淑妃脉案

5. 肝经有热，气分不调，目赤烦急案一

十一月三十日酉刻，赵文魁请得淑妃脉息，右寸关滑而近数，左寸关弦数。肝经有热，气分不调，以致目赤胸闷，时作烦急。今拟清肝调中明目之法调理。

酒全归四钱　赤芍三钱　丹皮三钱　青皮一钱五分　生栀仁三钱　茜草三钱　酒芩三钱　茺蔚子二钱　枳壳一钱五分　苏木二钱　秦皮二钱

引用丹参三钱、萸连一钱五分(研)。

〔按〕本病由情怀抑郁，肝气不舒，郁而化火，气不得舒则火不得泄而成肝经郁热之证。脉弦数，时作烦急即其象征。肝开窍于目，火性上炎故见目赤，气分不舒则见胸闷。肝体阴而用阳，肝气不舒，缘由肝血不足，且肝气抑郁不舒，故致冲任失调而经少经闭。故以当归、赤芍、茜草、苏木养血柔肝，和血调经。苏木为肝经血分药，性能破血行瘀，《本经逢源》云："若因恼怒气阻经闭者宜加用之"。丹皮清泄肝经血分之郁热。青皮破气开郁，利肝气之疏泄。生栀仁，苦寒清降肝经郁热。枳壳

行气宽胸以解胸闷。茺蔚子入肝经，活血调经，疏风清热，以治月经不调、目赤。秦皮苦寒入肝经，清热明目，用以治目赤，《药性论》云其“主明目，去肝中久热，两目赤肿疼痛”。引用丹参入肝经活血祛瘀以调经。萸连仿左金丸意，清泄肝经郁热。

6. 肝经有热，气分不调，目赤烦急案二

十二月初一日酉刻，赵文魁请得淑妃脉息，右寸关滑而稍数，左寸关弦数。气分较畅，唯肝热未清，以致胸闷目赤，午后身烧。今拟清肝养荣退赤之法调理。

酒全归四钱　赤芍三钱　桃仁三钱（研）　泽兰三钱　生栀仁三钱　丹皮三钱　茺蔚子三钱　茜草三钱　青皮子二钱（研）　苏木二钱　红花一钱五分

引用地骨皮二钱。

〔按〕昨进清肝调中明目之剂，而肝热渐清气分较畅，但胸闷目赤不除，又增午后身热一症，缘由肝郁化火伤阴所致。效不更方，仍用前方，增入桃仁、红花、泽兰以活血化瘀调经。去秦皮以有伤阴之象而嫌其燥也。引用地骨皮甘寒入肝经，退热、凉血，以治阴虚身热。

7. 肝经有热，气分不调，目赤烦急案三

十二月初二日，赵文魁请得淑妃脉息，右寸关滑而近缓，左寸关沉弦。肝气轻减，唯蕴热尚欠清和，所以两目尚赤，胸膈较闷。今拟调经养荣退火之法调理。

生赤芍三钱　归尾二钱　桃仁（研）三钱　青皮子三钱（研）　丹皮三钱　茜草三钱　生栀三钱　胆草三钱　炒枳壳三钱　酒军二钱　酒芩三钱

引用茺蔚子三钱、粦仁三钱。

8. 肝经有热，气分不调，目赤烦急案四

十二月初三日，赵文魁请得淑妃脉息，右寸关沉滑，左关沉弦。诸证轻减，唯肝热尚欠清和，仍拟调经养荣清肝之法调理。

生赤芍三钱　归尾三钱　红花三钱　茜草三钱　生栀仁三钱　丹皮四钱　苏木三钱　酒芩三钱　青皮子三钱(研)　枳壳三钱　熟军一钱五分

引用泽兰三钱、炙香附一钱五分。

9. 肝经有热，气道欠调案

十二月初六日，赵文魁请得淑妃脉息，右寸关滑而近数，左寸关弦数。肝经有热，气道欠调。今拟清肝调经养荣之法调理。

泽兰叶三钱　赤芍三钱　归尾三钱　桃仁三钱(研)　青皮子三钱(研)　香附二钱(炙)　知母三钱　川柏三钱　酒胆草三钱　酒芩三钱　生栀三钱

引用炒枳壳三钱、大腹皮一钱。

10. 肝肺结热，外感风凉案

十二月二十一日，赵文魁请得淑妃脉息，右寸关浮滑而数，左寸关稍弦。肝肺结热，外感风凉，以致头闷肢倦、胸满口渴。今拟和解清肝理肺之法调理。

南薄荷一钱五分　防风一钱五分　苏梗一钱　青皮一钱五分　生栀仁三钱　酒芩二钱　栝蒌三钱　陈皮三钱　生石膏三钱　知母二钱　枳壳五分

引用淡豆豉一钱五分。

〔按〕本例外感风凉，郁闭肝肺积热于内，而成此证。治当先以疏解外邪，外邪去则气机畅，而肝肺结热有泄越之路。故以南薄荷、防风、苏梗疏解外邪以利头目。脉滑而数，口渴者，肺经郁热为甚，故以生石膏、知母辛寒透达，苦寒清解伏热。脉弦者，肝经郁热之象，以青皮、生栀仁、酒芩清泄郁热。肺主一身之气，外感风凉束闭，内有饮热煎熬，必致津液输布不利而成痰，故以栝蒌、陈皮清化痰浊，栝蒌兼可利肺宽胸，辅枳壳以解胸闷。引用淡豆豉苦寒入肺，解表，宣郁，除烦。

六、老太太、格格脉案

宣统六年老太太脉案

1. 肝郁留饮案

七月初三日申刻，赵文魁诊得老太太脉息，左关沉滞，右部沉缓。肝气结郁，中脘蓄水，口干作渴，留饮不消，故今痰涎壅盛，胸胁微满。今用清肝导热化痰之法调理。

川郁金二钱（研）　青皮三钱　姜朴二钱　杭芍四钱　炙桑白皮四钱　法夏二钱　广红二钱　莱菔子一钱五分　煅礞石三钱　川贝三钱（研）　条芩三钱　蒌仁三钱（研）

引用枇杷叶四钱（炙）。

〔按〕脉沉是饮邪伏积于体内之候，沉而兼缓或滞，是邪阻气机，血行不畅的表现。本案乃痰浊水饮夹杂为患。“痰之与饮，虽曰同类，而实有不同也。”以性状论，“饮清沏而痰稠浊”。从病变部位分，“饮唯停积肠胃，而痰则无处不到”。所相关之脏腑，“水谷不化而停为饮者，其病全由脾胃而来，周身无处不到，化而为痰。凡五脏之伤，皆能致之”（《景岳全书·痰饮》）。饮之所得，张子和认为，“其来有五：有愤郁而得之者，有困乏而得之者，有思虑而得之者，有痛饮而得之者，有热时伤而得之者，饮证虽多，无出于此”。本脉案之饮，从脉象上看，当属首条所列之因；从诊病时间分析，适值夏暑当令，又恐是热时伤冷所得。“因隆暑津液焦涸，喜饮寒凉，本欲止渴，乘快过多，逸而不动，亦为留饮”（《儒门事亲》）。因留饮不消，水蓄中州，津液不能上承，故口干作渴，但必渴喜热饮，且饮而不多，故饮入则吐。饮邪壅阻，郁久化热，熏蒸津液，痰乃生焉。而胸胁为气机升降之道，大凡有形之邪，皆能阻气机之周流，今痰涎壅盛，盘踞胸胁，脉络受阻，肺之清肃之令不行，肝之条达之性亦窒，故见胸胁胀痛。治疗上，应于痰涎、水饮两兼顾之，一以清肝化饮，一以泻肺涤痰。

方中郁金辛苦而寒，行气疏肝解郁，青皮辛苦而温，主入肝胆二经，其气峻烈，沉降下行，与郁金相配一寒一温，加强疏肝行气解郁之功。杭芍酸缓柔肝，兼制青皮等药之辛燥。厚朴姜制，取其辛散之性，辛以散结，温可燥湿，与法夏同用，共奏下气除满、燥湿消痰之功。桑白皮味甘，性寒，归肺经，甘淡能行肺中痰水而利小便，寒凉能清肺中之热以复其宣肃之性，故泻肺行水，“非桑白皮不可”。枇杷叶、橘红、贝母宣肺化痰。栝蒌用仁，《本草思辨录》认为：“栝蒌实之长，在导痰浊下行，故结胸胸痹，非此不治。”莱菔子性味辛甘而平，顺气开郁，下气化痰，消胀除满。青礞石，因其质重力峻，一般痰热之证少用。但《本草纲目》却认为:“青礞石,其性下行。肝经风木太过,气不运化,积滞生痰,壅塞中上二焦……故宜此药重坠。”由此可见,本案用它,是切中病情的。诸药配伍,使肝气得舒,痰饮渐化,则各恙递蠲。

2. 肝气郁滞,脾胃不足,痰饮壅盛案

七月初四日,赵文魁诊得老太太脉息,左关沉弦,右部沉缓。肝气郁滞,脾胃不足,故胸膈微满,心下悸动,浮热虽轻,痰涎犹盛,今用清肝益脾化痰之法调理。

川郁金三钱(研)　青皮三钱　姜朴二钱　杭芍四钱　朱茯神四钱　焦术三钱　法夏二钱(研)　广橘红三钱　煅礞石三钱　川贝三钱(研)　蒌仁四钱(研)　知母三钱(生)

引用炙桑白皮三钱。

〔按〕《金匮》云:“心下有痰饮,胸胁支满。”但痰饮之形成其原因各不相同,本案诊得脉左关沉弦,右部沉缓,示肝郁脾弱之象。肝郁则气不疏达,脾弱则运化失职,致水津内停,痰饮内生,邪郁则化热,而见浮热不适,治疗不可拘于“温药和之”,当以清化方法。方中用郁金、青皮、姜朴、白芍疏肝解郁,焦术健脾以治其本;半夏、广橘红、礞石、川贝等清化痰热治其标邪;痰热扰心故用朱茯神以宁心安神治其悸动,引用桑白皮佐金平木以利肝之疏达。

3. 痰热阻滞,胸膈微满案

七月初五日,赵文魁诊得老太太脉息,左关沉缓,右部滑缓。肝郁已舒,脾亢亦畅,只痰热尚盛,胸膈微满。今用清肝益元化痰之法调治。

杭白芍四钱　姜朴二钱　川芎三钱　萸连一钱五

分(研)　炒莱菔三钱　法夏三钱　桑白皮四钱(炙)　川贝三钱(研)　煅礞石四钱　蒌仁四钱(研)　条芩四钱　赭石四钱(煅)

引用云茯苓四钱。

〔按〕药后脉已不弦知肝郁已达，故治疗重在清其痰热，止其胸满。减上方开郁之品，加用莱菔子、黄芩、黄连以增强清化痰热之力，赭石平肝降逆以止胸满。更去焦术防其壅滞，引用云苓健脾元，利水湿，《本经》谓之"主胸胁逆气……寒热烦满"，故用以为使。

4. 痰饮壅盛，胃气悸动案

七月初六日，赵文魁诊得老太太脉息，左关沉缓，右部滑缓。诸证俱安，唯胃气悸动，痰饮犹盛，今用益气清热化痰之法调治。

朱茯神三钱　焦术三钱　酒芍四钱　川芎三钱　炒莱菔三钱　法夏三钱(研)　桑白皮四钱(炙)　川贝三钱(研)　煅礞石四钱　蒌仁四钱(研)　赭石三钱(煅)

引用枇杷叶四钱(炙)。

〔按〕经以上二诊治疗之后，诸证俱安，唯胃气悸动，实为饮热为患，故用朱茯神为主药以安神制其悸动，焦术可"消痰逐水"(《珍珠囊》)，他药仍仿前法，清肝化痰以治其痰热。

5. 肝胃湿热未清案

七月初七日，赵文魁诊得老太太脉息，左关沉缓，右部平缓。诸证俱好，唯肝胃湿热微有未清。今用清肝和胃化痰之法调治。

朱茯神四钱　焦术三钱　酒芍四钱　川芎二钱　蒌

仁泥三钱　法夏二钱（研）　桑白皮三钱　川贝三钱（研）

引用炙枇杷叶四钱。

〔按〕本案为善后调理，虽脉证俱安，但前后互参，纵观之，其病机之根结在于肝热、土弱、痰浊内阻，故以清肝和胃化痰之法消息调理以善后。一则用朱茯神、焦术和中益气安神定悸；二则用酒芍、川芎入肝以柔肝和木；三则用蒌仁、法夏、桑白皮、川贝、枇杷叶清化痰热。全方标本兼顾，治其余热，又安其脏腑。

6. 肺热停痰案

九月二十四日，赵文魁诊得老太太脉息，左关滑数，右关沉弦。肺经郁热，蓄滞痰饮，以至鼻干口燥，咳嗽有痰。今用清肺止嗽化痰之法调治。

杏仁泥三钱　前胡三钱　莱菔三钱（炒）　苏子二钱（研）　炙桑白皮三钱　夏曲三钱　广皮二钱　条芩三钱　栝蒌仁四钱（研）　川柏三钱　礞石四钱（煅）

引用炙麻黄二分。

老太太清肝化湿代茶饮方：

龙胆草三钱　青皮二钱　枳壳二钱　姜朴三钱　葶苈子三钱（包）　半夏曲二钱　广皮二钱　木通一钱

水煎代茶。

〔按〕本案脉象，左关滑数，为痰热蕴郁之象。右关沉弦，脉主里证，单手脉弦，亦主内有痰饮。痰饮所得，以脉象分析，非从外感，而由内伤。痰热壅阻肺气，肺失清肃，故咳嗽气粗，痰多，质黏厚或稠黄，咯吐不爽。肺热内郁，灼伤津液，则见鼻干口燥。其舌苔当薄黄腻，舌质当红。因此，清热肃肺，止嗽化痰是其正治。

方中杏仁，能散能降，“缘辛则散邪，苦则下气，润则通秘，温则宣滞行痰”（《本草求真》）。前胡亦长于下气，“故能治痰热喘嗽，痞膈诸痰，气下则火降，痰亦降矣，为痰气之要药。”两药配伍，均归肺经，以降气为主，又都具疏散之性，一温一凉，相益得彰。莱菔子、苏子并用，取《韩氏医通》三子养亲汤意，降气消痰，止嗽平喘。桑白皮、黄芩，清泄肺热。陈皮、半夏，有二陈汤燥湿化痰顺气止嗽之功。栝蒌仁，润肠通便，上下同治，大肠火泻，肺气亦得肃降。方中尚用了黄柏、青礞石二味，乍看似与病状有隙，但与下述清肝化湿代茶饮对照互参，即可了然。以药测证，患者当有肝经湿热之象，如胸胁胀痛、口苦易怒、小溲短赤等。因肝脉布两胁，上注于肺，肺经痰热，燔灼肝经，使其络气不和。疏泄失司，而致金木同病。因此除内服清肺化痰方外，亦以龙胆草、青皮、木通等组方，清泄肝胆经热，频服常饮，加强疗效。

诸药配伍，热清肺肃，痰化嗽平，效得益彰。

7. 痰热壅盛咳嗽案

九月二十五日，赵文魁请得老太太脉息，右关滑数，左关沉缓。肺热轻减，痰滞亦清，唯有时咳嗽，痰热犹盛。今用清肺止咳化痰之法调治。

杏仁泥三钱　苏子二钱（研）　广红三钱　法夏三钱　炙桑白皮三钱　条芩三钱　川柏三钱　苦梗三钱　枇杷叶三钱（炙）　寸冬三钱　川贝三钱

引用煅礞石四钱。

〔按〕详析脉证，可知为痰热壅肺之证，初诊药后，症状已轻，但脉仍滑数，时有咳嗽，知其痰热未尽，仍用清肺化痰止咳方法调治。杏仁、苦梗、杷叶宣肺止咳，苏子、法夏、桑白皮肃肺化痰，升降相因，理其肺脏。臣以条芩、川柏、广红、贝母清化痰热。佐以寸冬养阴护肺且“能泻肺火化痰”(《本草从新》)，更引用青礞石清化痰热以为使。

8. 痰饮阻滞咳嗽案

九月二十六日，赵文魁请得老太太脉息，左关沉缓，右关滑缓。肺热已减，唯痰饮犹有。今用清金止咳化痰之法调理。

杏仁泥三钱(研)　苏子二钱(研)　前胡二钱　麦冬三钱　炙桑白皮三钱　广橘红二钱　栀子三钱　知母三钱(生)

引用煅礞石三钱。

〔按〕脉症虽安，但不可骤然停药，恐灰中有火，死灰复燃，故仍以清金化痰之法调理善后。用杏仁、苏子、前胡、桑白皮疏调肺气；广橘红、栀子、煅礞石清化痰热；知母、麦冬养阴润肺以安其未受邪之地。

9. 肝脾不和，肢节酸痛膏药方

老太太膏方(壬寅葭月议)：

年尊之体，气营两亏，肝脾不和，督脉统摄维营八脉拥护失司，见病都属肝胃，以厥阴为风脏，阳明为盛阳耳，恰逢冬令天气温暖，阳气不潜，阴不下吸，脉络不为流利，所以骨节时有酸楚，幸调治以来，尚称合机，当此阳生节后，拟滋养肝木调和营气，以冀回春泰和耳。

大生地(沉香末二钱拌抄)四两　全当归(陈酒同炒)一两五钱　云茯苓(辰砂拌蒸)三两　潞党参(元米同炒)二两　东白芍(杭白菊一钱泡汤炒)一两　川续断

(盐水炒)一两五钱　制首乌(蛤粉三钱拌炒)三两　黑穞豆皮(猪脊筋两条去膜同捣)一两五钱　桑寄生(炒)一两五钱　野于术(净土同炒)二两　女贞子(蒸透)一两五钱　金毛脊(去毛炒)一两五钱　生西洋参(桂圆肉一两去核同蒸)一两五钱　肥玉竹(甘草水炙)二两　厚杜仲(胡桃肉一两去衣)一两五钱　怀山药(土炒)二钱　远志肉(盐水炒)一两五钱　炙香附(拃碎)一两五钱　潼沙苑子(盐水炒)一两五钱　酸枣仁(盐水炒)一两五钱　福橘红络(盐水炒)各六钱

上药如法炮治先用嫩桑枝一两、九孔石决明三两、建莲子(去衣心)一两、丝瓜络一两四味先煎代水,然后入药煎三次后去渣,用文火收膏时溶入陈阿胶一两五分、鹿角胶一两,收至滴水成珠不化为度。

每日或早晚开水酌调四五钱可耳。

老太太药酒方:

川桂枝八钱　怀牛膝一两五钱　虎胫骨三两　片红花六钱　川萆薢一两五钱　制鳖甲二两　台白术二两　厚杜仲二两　左秦艽一两五钱　全当归一两五钱　油松节一两　夜交藤一两五钱

上 12 味或用无灰陈酒或高粱酒约六斛用绢袋盛浸,瓷罐内隔水炖一周时七日后开服之。

宣统六年六太太脉案

1. 饮热郁结案

十二月十一日,赵文魁诊得六太太脉息,左关沉弦,右部沉滑。肝气欠调,饮热结郁,以致湿痰流注,四肢酸疼。今用调气化饮活络之法调治。

炙香附三钱　抚芎一钱五分　醋柴二钱　木瓜三钱(土炒)　威灵仙三钱　苓皮四钱　白术三钱(土炒)　木通二钱　汉防己三钱　牛膝三钱　泽泻三钱

引用炒僵蚕二钱。

〔按〕本案所述之病，属中医“痹证”范畴。究其原因，当以内因为主，尤其柔弱之质者，易于感邪致病。患者原有痰饮内蕴，复加肝郁不舒，气机失调，使内伏之饮，走窜流注，阻滞气血畅行，不通而为痹也。阴邪留滞，经脉为之不利，故见四肢酸楚、疼痛；湿邪偏重，可表现出麻木，重着，痛有定处的特点。观其脉象：“沉潜水蓄阴经病，数热迟寒滑有痰”(《濒湖脉学》)，沉弦、沉滑，均为内有痰饮留伏之明证，其舌苔必白滑腻，舌质淡嫩，因此，用调肝化饮、活络止痛之法治之。

方中，香附味辛能散，微苦能降，微甘能和，性平不寒，芳香走窜，为理气之良药。气理则郁解，气行则血行，气血通利，疏泄调达，则痞痛自止。柴胡醋制后，减轻了升散之性，直入肝经，胁肋痛加香附以加强疏肝解郁之功。川芎辛散温通，“行气开郁”，为“血中之气药”。木瓜酸温，味酸入肝，益筋与血，故有平肝舒筋之功，肝平则脾胃自和，湿痰可化，且性温即可化湿，故又有和中祛湿之效。威灵仙辛咸走散，性温通顺，配伍汉防己、木通、泽泻等淡渗之品，使湿邪从下而走，加强祛风湿、通经络之功。白术健脾燥湿，此即脾强即可以胜湿意。牛膝性善下行，既可补肝肾，强筋骨，又可通利关节，消肿止痛。对老年体虚风湿痹阻之证尤宜。诸药配伍，使气调饮蠲络通，则痹痛自止。

2. 中州饮热，肢节重痛案

十二月十二日，赵文魁诊得六太太脉息，左关沉弦，右部沉滑。肝气已调，唯中州饮热尚盛，以致肢节重坠作痛。今用调中活络止痛之法调治。

威灵仙三钱　姜朴二钱　秦艽二钱　僵蚕三钱（炒）　地龙三钱　牛膝三钱　赤苓四钱　白术三钱（土炒）　片姜黄一钱五分　松节三钱　木通三钱

引用炙元胡三钱。

〔按〕痹证之因虽责任在风寒湿三邪，但内伤痰饮亦可为患作痹，《金匮》亦论及青龙汤治肢节痹痛，实为寒饮为患，而本例为热饮内蓄中州泛溢四肢而致之痹证，治疗又当以清热和中化饮活络止痛之法调治。方中姜朴、赤苓、白术和中化饮，配以木通，《本经》谓之"除脾胃寒热，通利九窍血脉关节"。共达清热化饮通络之功以治其本。灵仙、秦艽、松节祛风湿、利关节。佐用僵蚕、地龙、牛膝、姜黄，增强活血通络止痛之功，更使以元胡引药入络，活血止疼。

宣统十四年二老太太脉案

1. 肺热痰饮咳喘案一

十二月初一日，赵文魁请得二老太太脉息，左关沉弦，右寸关滑而近数。肺经有热，留饮不宣，以致胸闷喘促，咳嗽有痰。今拟清肺定喘化痰之法调治。

杏仁泥二钱　川贝二钱（研）　橘红三钱　桑白皮三钱（炙）　莱菔炭二钱　栝蒌四钱　葶苈一钱　酒芩

二钱　炙杷叶三钱　前胡三钱　炒栀三钱

引用竹茹一钱五分。

〔按〕喘息之证，有虚实之分，与肺肾两脏直接相关。肺主一身之气，以清肃下降为顺，为呼吸之本；肾主纳气，为呼吸之根。实喘多责于肺，由邪气阻滞于肺，肺失宣降，气道不利所致。虚喘多责于肺肾两脏，病由肺虚日久，殃及于肾，肾失摄纳，气奔于上而起。本案病人脉息，左关沉弦，说明内有停饮，右寸关滑而近数，说明胸膈之处有饮热滞留。痰饮郁热，蕴蓄于肺，肺气不宣则胸闷，气逆于上则咳嗽喘促。病性属实，当以祛邪为治，用清肺定喘化痰蠲饮之法。

方中杏仁消痰润肺，下气止咳定喘。川贝清热化痰，润肺止咳，“能散心胸郁结之气”(《本草别说》)。栝蒌甘寒润降，清热化痰，利气降浊宽胸。竹茹、枇杷叶，清热化痰止咳，和胃降逆止呕。橘红理气化痰燥湿。前胡下气祛痰，清热散风。桑白皮走肺性降，味甘淡，能行肺中痰而利小便，性寒凉能清肺中之火，以为泻肺平喘之用。葶苈辛散苦泄而性寒，功专泻肺气之实而下气定喘。莱菔炭下气化痰而消食除胀。黄芩清肺中之火及上焦实热，栀子清心、肺、三焦之火而导热下行。综观全方，乃针对肺中痰饮热邪而治。

2. 肺热痰饮咳喘案二

十二月初二日，赵文魁诊得二老太太脉息，左关沉弦，右寸关滑而近缓。肺热轻减，痰饮未清，所以喘促轻微，咳嗽尚作。今以理肺止嗽化痰之法调治。

杏仁泥三钱　橘红三钱　法夏三钱　栝蒌四钱

莱菔炭二钱　葶苈一钱五分　酒芩三钱　前胡三钱　白芥子二钱(炭)　胆草三钱　炒栀三钱

引用浙贝三钱、知母三钱。

〔按〕经用清肺化痰定喘之法，肺热减，喘促轻，说明药物切中病机。唯痰饮未清，咳嗽仍作，当继用前法变化，加强化痰止嗽之力。

方中杏仁、半夏、前胡，下气化痰，降逆止咳。橘红、莱菔炭，理气化痰止咳。浙贝母、栝蒌，清热化痰，宽胸散结。葶苈子泻肺行水，下气定喘。白芥子豁痰利气，止嗽定喘。胆草清肝胆湿热。栀子降三焦郁火。知母清肺胃实热，且能"消痰止咳，润心肺"(《日华诸家本草》)。诸药协同，功专力宏，直捣病所，求其速愈也。

宣统十四年五奶奶脉案

1. 肝郁蓄饮呕吐案一

闰五月初七日，赵文魁诊得五奶奶脉息，右寸关滑数，左寸关弦数。蓄饮为热，膈间气道不舒，曾作呕吐，腹下作胀。允宜调中清热兼于利水调治。

南苍术二钱　法半夏四钱(研)　云茯苓三钱　广陈皮二钱　生槟榔三钱　青皮子三钱　煨木香一钱五分　建泽泻三钱　广缩砂一钱五分　栝蒌根三钱　生杭芍二钱　宣木瓜一钱五分

引用白通草一钱。

〔按〕右寸关脉滑数主饮热内蓄于肺脾，阻塞于胸膈；左寸关弦数主肝经郁热，肝气横逆，膈间气道不利。脾胃居于中焦属土，职司运化水谷，又为气机升降之枢纽。脾升胃降，以维持饮食物的正常消化吸收，使水津四布，气机调畅。肝居胁下属木，正常情况下，能曲能直，保持着升发条达冲和之性，能疏利气机，使气道通畅；疏泄脾土，助脾胃运化；疏通三焦使水道畅达。若脾胃运化失职，则水谷不化精微反为痰饮，饮邪蓄于中，必阻气机升降，使脾土壅滞，土壅则木郁。肝为刚脏，木郁不伸，久必化热，肝气横逆，乘脾克胃，使中焦气机升降逆乱，饮热之邪，郁气流窜，冲逆于上，则发呕吐，阻滞于下，则生腹胀。证属木土不和，治当疏土平土，调中柔肝，清热化饮，兼以理气行水。

方中用苍术、半夏、陈皮，燥湿健脾，化饮和胃止呕。砂仁辛温，归脾、胃、肾经，辛温通，芳香理气，偏行中下二焦之气滞，尤善理脾胃之气滞，醒脾和胃，止呕除胀。青皮子色青入肝，疏肝理气，以开肝经之郁。白芍、木瓜酸甘化阴，补肝之体，以缓肝之急，且能定抽，兼能和中祛湿。木香辛苦而温，归肺、肝、脾、胃、大肠经，辛散、苦降、温通，芳香而燥，可升可降，通理三焦，尤善行脾胃之气滞，《珍珠囊》称其能“散滞气，调诸气，和胃气，泄肺气”。槟榔降气利水导滞。茯苓、泽泻、白通草，淡渗利水，导饮热从小便而出。栝蒌根清胸胃之烦热，且能生津润燥，以缓和诸药峻烈之性。本方饮、热、气并治，配伍严谨，所虑甚周。

2. 肝郁蓄饮呕吐案二

闰五月初八日，赵文魁诊得五奶奶脉息，右关沉滑，左寸关弦而近数。呕逆已愈，只气道尚欠协和。今拟清胃调肝之法调治。

赤苓块四钱　法夏三钱　陈皮三钱　壳砂一钱　杭白芍三钱　槟榔三钱　青皮三钱　川连一钱五分（研）　酒胆草二钱　木通二钱　泽泻三钱

引用益元散三钱(包)。

〔按〕昨日药后,治中肯綮,病势衰减,呕逆已止。余邪未尽,气机尚欠调和。故治仍宗前法化裁,清胃调肝,击鼓再进。

方中半夏化痰降逆,和胃止呕。陈皮、青皮、砂仁,行气消积化滞。张子和云:“陈皮升浮,入脾肺,治高而主通;青皮沉降,入肝胆,治低而主泻。”二者合用,通利三焦气机。白芍缓肝之急,胆草泻肝之火,川连清胃之热。槟榔降气行水。茯苓、泽泻、木通、益元散(滑石、甘草、朱砂)利湿化饮,泄热清火。诸药合用,使饮化热清,肝脾协和,气机通畅,而恙可瘥。

宣统十四年春格脉案

1. 伤风咳嗽案一

宣统十四年正月二十一日,赵文魁诊得春格脉息,左关稍弦,右部浮滑。浮风袭肺,致令伤风作嗽。今用疏风清肺止嗽之法调治。

木笔花二钱　白芷二钱　薄荷一钱五分　杏仁三钱(炒)　炙桑白皮三钱(炒)　陈皮二钱　枳壳三钱　前胡三钱　清夏片二钱　粉葛二钱　酒军一钱五分

引用酒芩三钱。

〔按〕肺主气,司呼吸,外合皮毛,主宣发肃降,其气以下行为顺,性属娇脏,不耐邪侵,无论外感六淫,抑或内生痰浊饮热，均能阻碍肺气宣降，使之失却治节之令，气逆于上，咳呛作矣。以内因言，每以痰热阻滞为多，以外因论，辄以感受风邪为最。《内经》云："风者，百病之长也"，其性轻扬，中人多伤人之上部，肺居上焦，外合皮毛，故必首当其冲。脉浮主风邪在表，脉弦滑主痰热内蕴。从病机推论，当有发热、恶寒、头痛、鼻塞、流涕等症。故治疗当用疏风清肺、化痰止嗽方法。

方中白芷、木笔花(即辛夷)，辛温芳香，入肺经善散肺中风邪而通鼻窍，入胃经能引胃中清阳之气上达头脑以止头痛。薄荷辛凉入肝肺，疏散上焦风热，清头目，利咽喉，芳香透窍。葛根辛甘性平，升阳生津，解肌退热。黄芩、桑白皮清泻肺中实火，兼行肺中痰水。肺与大肠相表里，故用大黄走大肠，荡积滞，导肺热下行。杏仁苦温，入肺和大肠，《本草求真》谓："杏仁，既有发散风寒之能，复有下气除喘之力。"前胡，苦辛微寒，入肺经，《本草纲目》谓其能"清肺热，化痰热，散风邪"。前、杏合用，则散风下气，祛痰止咳之力尤著。陈皮、半夏，健脾和胃，理气燥湿化痰，以绝生痰之源。枳壳理气宽胸，运中焦而助肺气升降，内外兼治，上中齐调，用心可谓良苦矣。

2. 伤风咳嗽案二

正月二十二日，赵文魁诊得春格脉息，左部微弦，右部滑而近缓。浮风渐解，只肺热尚欠清和。今用化风清肺止嗽之法调治。

木笔花一钱　薄荷一钱五分　白芷二钱　杏仁三钱　炙桑白皮三钱　枯芩三钱　陈皮三钱　法夏三钱　大栝蒌六钱　前胡三钱　苏子三钱(炒)

引用炒栀仁三钱。

〔按〕上药服后，脉已不浮，弦势亦减，说明药已中病，风邪渐解，痰热已轻。但病势尚未尽退，肺热尚欠清和，故仍宗前法出入，旨在尽逐穷寇也。

今方仍用木笔花、薄荷、白芷疏散上焦风邪。桑白皮、黄芩清泄肺热。陈皮、半夏燥湿化痰，健脾和中。复配栝蒌宽胸理气，化痰清热。栀子宣泄三焦郁火。前胡、苏子下气利膈，消痰止咳。俾热尽清，痰尽消，肺气清和，咳痰乃瘳矣。

宣统十四年平格脉案

1. 肺经有热，外受浮风案一

十月二十一日酉刻，赵文魁诊得平格脉息，右脉浮滑，左关弦数。肺经有热，外受浮风。今用化风清肺之法调治。

白鲜皮二钱　连翘二钱　赤芍三钱　薄荷二钱　牡丹皮二钱　浮萍一钱　黑栀二钱　枳壳二钱　新会皮一钱　防风二钱　酒军一钱五分

引用当归三钱。

〔按〕本案属肺经蕴热，外受浮风所致。肺居上焦，外合皮毛，肺中有热，肌表不利，感受风邪，风性善行而数变，风热阻络，气血不和，则发身热、瘙痒等症。治宜清肺疏风方法。用薄荷、连翘辛凉清解，主治风热郁于肺卫；浮萍，味辛，性凉，轻浮入肺，可祛风，如《神农本草经》记载：浮萍“味辛寒，主暴热身痒”，专疏肌表风热；防风，能通行一身，解表驱风，如《珍珠囊》有：防风“治上焦风邪，泻肺实”；白鲜皮，清热燥湿止痒，可行皮达肺，善行祛风。诸味风药相合，祛使风邪从表而出。肺与大肠相表里，以酒军苦寒泻下之品，导肺热从下而祛，再以赤芍、牡丹皮清热凉血，黑栀、枳壳、新会皮宣郁理气，透邪外出，引以全归养血疏风，遵“治风先治血，血行风自灭”之意。

2. 肺经有热，外受浮风案二

十月二十二日，赵文魁诊得平格脉息，左关沉弦，右部滑缓。风邪轻减，只蕴热未清。今以清热调中之法调治。

白鲜皮二钱　赤芍三钱　防风二钱　僵蚕二钱（炒）　炒茅术二钱　川柏二钱　木通一钱　枳壳二钱　金银花二钱　连翘三钱　熟军一钱五分

引用牡丹皮二钱。

〔按〕药后风邪轻减，肺中蕴热未清，治依前法。加僵蚕祛风化痰，用金银花甘寒，芳香疏散，善散肺经邪热，炒茅术健脾燥湿，木通清心降火利尿，诸药合用，清热调中而收功。

62木